MOVE この自然な動きが脳と体に効く

最新科学が明かす「人間本来の動き」の力

キャロライン・ウィリアムズ　梅田智世 訳

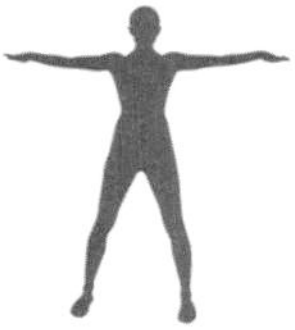

インターシフト

わたしを動かし続けてくれる
ジョンとサムへ

MOVE この自然な動きが脳と体に効く
最新科学が明かす「人間本来の動き」の力

【目次】

第3章 心のバネを鍛え、自信を高める動き……75

第6章 細胞が変わるストレッチ

おわりに　変化を起こす……253

＊文中、〔　〕は訳者の注記です

MOVE この自然な動きが脳と体に効く

最新科学が明かす「人間本来の動き」の力

はじめに
人間本来の動きを取り戻す

「どんな動きでも、体が求めるままに動くだけでいい……」

動きが心に与える影響

この瞬間を、今日一日ずっとおそれていた。水曜日の午後7時半。わたしはイングランドのサリーにあるコミュニティセンターに来ている。一晩で気分がすっかり変わると以前から聞かされていた、フリースタイルダンスに参加するためだ。

戸口にいる若い男性にお金を払うと、室内にうながされた。部屋は暗く、何本かのキャンドルと装飾用の豆電球が灯っているだけだが、脱色したクルーカットにハーレムパンツ姿の中年ＤＪが、穏やかな曲調の「トライバルビート」のジャンルに入りそうなレコードをかけているのがかろうじて見える。ひとりの女性が床を転がり、別の女性は想像上の蝶を追ってふわふわと歩きまわっている。そのふたりがハグをはじめる。この時点で、わたしの体はまちがえようもないくらいはっきりと、できるだけすぐに動いてドアを逆戻りするほうがいいと告げていた。

でも、わたしはそうしない。そして、夜が深まっていくにつれて、わたしの体は抗うのをあきらめ、動きはじめる。ドラムがクライマックスめざして盛り上がるのにあわせて、DJがマイクに向かって「解き放て」とつぶやく。突然、まるで彼にスイッチを切り替えられたかのように、わたしはもはや自分が脚を動かしてはいないことに気づく。脚がわたしを動かしているのだ。足が危ういほどの速さで床を叩くのにあわせて、わたしの頭が左右に振られ、両腕がぐるぐると円を描いている。止めたいと思ったとしても、止めることはできないだろう。そしてわたしは、解き放たれたような、自由で生気に満ちた気分になる。

動きが心のありように大きな影響を与える。そんな領域に足を踏み入れたのは、そのときがはじめてだった。そしてそれは、目をみはるような体験だった。正直に言おう。そんなふうにハイになるなんて、わたしの人生にとってありふれたことではまったくない。わたしが好きなのはむしろ、静かに座り、本を読み、人間の心の奇妙なところについて考えたり書いたりすることだ。人間はなぜこんなふうに思考するのか。そして、集中力の欠如から不安、うつにいたるまで、思考の付属物のように見える数々の精神と感情の不具合を克服する方法について、科学は何を教えてくれるのか。それを理解しようとすることが、わたしの領分なのだから。

ところが、あの日、ふと気づいた。わたしの頭がいちばんよくはたらくのは、体が動いているときなのでは？　そして、どうしてそうなのか、不思議に思うようになった。長い散歩をしているときに頭のなかで厄介な科学的概念がするするとほどけ、ごちゃごちゃだったアイデアをようやく文章にまとめられそうな糸口がつかめるのは、いったいどういうわけなのか？　1時間のヨガで心が穏やかになり、その日の残りの時間にどんな難問が待ちかまえていようが、なんでも思いのままにできるような気分になるのはなぜ？　そして、キッチンで音楽にあわせて跳びはねていると最高に幸せな気持ちになるのは、どうしてなのか？

しばし座って本を読んだあとにわかったのは、そうした疑問を持っているのはわたしだけではないらしいことだ。神経科学から細胞生物学、運動生理学、進化生物学まで、多種多様な分野の科学者たちが、体の動きが心に与える影響を調べはじめており、なぜそうなのかを説明する生理学的メカニズムが解き明かされようとしている。その知見は、これまでの科学的通説を根本から変える可能性を秘めている。そして、昨今のたいていの人が日々の暮らしをどう送っているかを考えると、わたしたちの全般的な健康と幸福にとっても、途方もなく重要な意味を持っている。

わたし自身を含め、ほとんどの人がまったくの運動不足であることは、いまやニュースでもなんでもないだろう。わたしの平日はたいてい、朝に1時間の犬の散歩をしたあとはデスクに向かって座りっぱなしで、何度かキッチンへ行ってお茶を淹れるときくらいしか動かない。運がよければ、愛犬はもういちど木立を歩きまわる機会をもらえる。日によってはヨガをすることもあるが、たいていの平日の夜は座る時間をさらに積み重ね、そのあとはベッドのなかで8時間を過ごす。統計的に見ると、わたしの生活はそれほど異常なわけではない。現代の平均的なおとなは、人生の70%を座っているか、まったく動かずに横になった状態で過ごす。１９６０年代のおとなに比べると、運動量は30%ほど減っている。子どもは自由時間の最大50%を座って過ごす。しかも、この数字には、学校の机に向かって長々とかがみこんでいる時間は含まれていない。[1] 当然、高齢者はじっとしている時間がさらに長く、起きている時間の最大80%は筋肉をほとんど動かさない。[2]

種としての人類がものぐさな生きかたを選んできたのには、それ相応の理由がある。第一に、楽だから。第二に、わたしたちは過去1世紀のほとんどをつうじて、動くことを不要にする技術を発明してきた。人類以外の地球上のほぼすべての生物と違って、わたしたちはいまやほとんど体を動かさなくても、食べものを調達したり、楽しみを満喫したり、果てはパートナーを見つけたりすることのできる境遇にいる。その大半を座ったまま、ときどき親指を動かすだけでできるのだ。

しかし、それを実現する脳を持っていることを（猛烈に）自画自賛するいっぽうで、わたしたちは大切な点を見落としている。わたしたちの脳は、考えるためではなく、動きを可能にするために——危険から逃れて報酬へ向かうために進化した。五感から記憶、感情、そして先の計画を立てる能力まで、ほかのすべての要素は、動きをよりたしかな情報にもとづくものにするために、あとから追加されたにすぎない。動きこそが、わたしたちの思考や感情のありかたの核心にあるものなのだ。じっと動かずにいたら、認知的能力や情緒的能力が深刻な危険にさらされることになる。

その証拠に、わたしたちがのんびりくつろいでいるかたわらでは、人類全体の精神に入る亀裂が見えはじめている。座りがちになるいっぽうのライフスタイルは、ＩＱの低下[3]、新たな創造的アイデアの欠乏[4]、反社会的行動の増加[5]、さらにはあらゆる年齢や社会的階層の人を悩ませる精神疾患の蔓延[6]に関係している。

座っている時間の長い人ほど自己評価が低くて向社会的行動が少ないことや[7]、座っている時間の長さが不安症やうつ病のリスク上昇に関連していることが複数の研究で示唆されている。座りがちの生活とうつ病のどちらがどちらを導くかは明らかになっていないものの、体を動かす活動が不安症とうつ病の症状緩和に有効であることはよく知られている。したがって、精神疾患のリスクを抱える人や、すでにそうした問題と闘っている人にとって、座りがちの生活が理想的なライフスタイルでないのはあたりまえの話だろう。

座りがちだと、認知能力も痛手を受ける。座りっぱなしで長い時間を過ごすと、集中力、記憶力、計画能力に悪影響が及び、創造性にいらぬ蓋をかぶせてしまう。フィンランドの低年齢の学童を対象にした最近の研究では、２年の研究期間において、座ったまま過ごす時間の長さと算数や英語の標準試験の成績とのあいだに有意な関連性が見られ、とりわけ男児ではその傾向が強かった[8]。堕落は早い段階からはじまる。そして、何も手を打たなければ、座りぐせが生涯にわたる習慣になってしまう[9]。

座りがちの生活は老化も早める。１日に２、３時間以上を車内やテレビの前で過ごす中年の人は、もっと活動的な人に比べて、頭脳の鋭さが大幅に早く衰えることが複数の研究で示されている。定期的に運動すれば、生涯をつうじた認知症のリスクが28％低下することもわかっている。[10] 最近のある推計によれば、アルツハイマー病の症例の実に13％は、もとをたどれば座りがちのライフスタイルに行きつくという。別の推計では、座っている時間を4分の3に減らせば、全世界におけるアルツハイマー病の新規診断数を100万件以上減らせる可能性があるとされている。どんな方法で減らすかはともかく、そこから伝わるメッセージは同じ——もっと動けば、脳はいずれそれに報いてくれるのだ。

人類がおしなべてのらくらする癖を身につけている現状を考えると、座りがちの生活が集団レベルでIQに影響し、人類全体の聡明さが多少にせよ失われてしまう可能性は、驚きよりもむしろ懸念を呼ぶ。IQのスコアは、IQテストが実施されている期間と国にかぎって見れば、近年までは10年あたり平均3ポイントのペースで上昇していた。この傾向は、1980年代に最初に報告したニュージーランドの心理学者ジェームズ・フリンにちなみ、フリン効果と呼ばれている。[11]

ところがその後まもなく、1990年代なかばからフリン効果は減速しはじめ、2000年代はじめになるころには、10年あたり数ポイントのペースで逆転するようになった。[12] この傾向の説明として、物議を醸す主張をする人もいた。知的能力の低い人たちが子どもを多くつくるようになり、それが時とともに国平均を希釈している可能性があるというのだ。[13] あるいは、地球規模で移民が増加し、外国へ移住した人が母語ではない設問をじゅうぶんに理解できないせいだと主張する人もいた。[14] だが、ノルウェーでおこなわれた最近の研究では、そうした——はっきり言って侮蔑的な——

解釈のどちらについても、筋がとおらないことが明確に示されている。同じ家系に属する若い男性のＩＱを数十年にわたって測定したところ、同じ家系内でも世代をまたいでスコアが低下していたのだ。つまり、遺伝的な適応度の変化が原因ではありえないということだ——進化はそれほど速く効力を発揮しない。変化がひとつではなく多数の遺伝子で説明される、知能のような複雑な形質ならなおさらだ。このＩＱの変化は、環境の変化で説明できる可能性のほうがはるかに高い。

というよりも、わたしたちが環境をどう使うのか、その選択の変化と言うべきかもしれない。

動きの少なさは、昨今のわたしたちのライフスタイルで生じた唯一の変化ではないが、座りがちの生活への沈みこみが、しばらく前からわたしたちに忍びよっている重要な社会的変化のひとつであることは疑いようがない。そしてそれは、甘やかされた西洋にかぎった話ではない。２０１２年のある研究では、アメリカ、イギリス、中国、インド、ブラジルで１９６０年代以降の仕事、娯楽、家庭生活、旅行にともなう身体活動量を調べた。その結果、研究対象になったすべての場所で、身体活動が減少していた——しかも、余暇の時間だけでなく、あらゆる時間で減っていたのだ。もっとも減少ペースが速かったのは、１９９０年代の中国とブラジルだった。最大の要因は職場と家庭における変化で、オフィスワークが肉体労働にとってかわり、家電が日々の家事にともなう運動量を減らしたことが大きかった。インドだけは、少なくとも２０１２年時点ではこの傾向に抗っているようだったが、それでも座っている時間はすでに増加の兆しを見せていた。[15]

最新科学の成果を活かす

あなたが毎日熱心にジムに通うタイプなら、いままさに得意満面になっているかもしれない。ところが、そこには落とし穴がある。エクササイズでは――少なくとも、昨今のわたしたちが思い浮かべるような、座りっぱなしの長い時間のあいまに必死でこなすというやりかたでは――事態を好転させることはできないのだ。脳画像研究では、記憶に関わる脳領域の厚さと座っている時間の長さに相関性があり、これには一日のどこかの時点で高強度エクササイズをしているかどうかは関係ないことがわかっている。そして、エクササイズをしたあとには気分と集中力が一時的に向上するものの、全体として見ると、お昼どきの1時間のバイク・エクササイズに全力を費やしたところで、たいした違いは出ない。昼休み前後のそれぞれ4時間を座って過ごす影響は、消えてなくならないのだ。

それどころか、短時間集中型のエクササイズは、運動としてはまったくの的外れと言えるかもしれない。運動界のカリスマ、ケイティ・ボウマンは著書『DNAを動かせ（*Move Your DNA*）』のなかで、まさにその点を指摘している。それによれば、短期集中型のエクササイズや特定の筋肉をターゲットにした運動は、ビタミン・サプリメントに頼って不健康な食生活を相殺しようとするようなものだという。役には立つかもしれないが、本当の意味で健康にはならないし、十中八九、ボウマンいわく「栄養たっぷりの動き」に対する飢えが残されることになる。運動が心にどう影響するかについては、ボウマンはそれほど深く掘り下げていないが、わたしはあえてこう言いたい――運動という栄養は、身体的な健康にとって重要であるのと少なくとも同じくらいには、精神、認知、感情の健康にも欠かせない。人間本来の自然なやりかたで体を動かせば、それに応じた人間本来のかたちで考え、感じ、自分の周囲や内面を理解できるようになるのだ。

このテーマにはすぐあとで戻るつもりだが、いま知っておくべき大切なポイントは、わたしたちが社会全体で運動不足に陥っていて、わずかながらしている運動もたいていはやりかたをまちがっているという事実だ。これは悪いニュースかもしれない。でも、よい知らせもある。あなたが精神を使って何をしたいかは関係ないのだ。学習能力を上げたい。脳の老化を遅らせたい。新しいアイデアをひらめきたい。心の健康をコントロールできていると感じたい。あなたの望みがなんであれ、もっと――そして特定のやりかたで――体を動かせば、それで実現を後押しできない目標などほとんどない。体を使った運動は、わたしたちの考えかたと感じかたを変える近道になる可能性を秘めている。

これは大きな意味を持つ。世間一般の認識とは違って、思考はわたしたちの頭のなかだけから生まれているわけではないし、感情につながる唯一のルートでもない。ある種の体の動きには、炎症――うつ病から慢性疼痛までのあらゆるものに関連する現代の災厄――を抑える効果がある。また別の動きは、脳と体を結ぶストレス経路を乗っとり、不安感をやわらげて腹の底から湧き出る自信を植えつけてくれる。あるいは、体の動きが脳内の電気的な情報の流れを変え、精神状態にじかに影響を与えることもある。正しく動けば、体は脳の延長に、そして対等なパートナーになる——脳を持ち運ぶための単なる肉のスーツではなくなるのだ。

わたしが確信を持ってそう言えるのは、おおぜいの科学者が、体に対する考えかたや体と心の関係を見直しつつあるからだ。長年、人間の精神生活をめぐる物語のなかで科学界が体にあてがってきた役割は、もしものときの代役にすぎなかった。でも、いまようやく、体みずからが主役の座を手に入れるようになっている。過去数十年の見方では、頭のなかの高みに鎮座する脳だけが心を支配するいっぽうで、押しつぶしたり、かき混ぜたり、蠕動したり、濾過したりする体の活動は生命維持という汚れ仕事を引き受けているとされてきた。だが、ぶんぶんと飛び交う脳の電気的なあれこれに比べれば魅力に欠けるように見えるかもしれないが、体の機能は、わたしたちをうまく作動させるという点で、脳に劣らず重要な役割を担っているのだ。

次章以降で見ていくように、生命維持という汚れ仕事には、実際のところ、体のさまざまな臓器、それらをつなぐ配管や配線、その周囲を勢いよく流れる体液のあいだで交わされる膨大な量のコミュニケーションが関係している。このコミュニケーションは、絶えずわたしたちの生に刻まれ、思考を導き、感情を色づけている。

この新たな見方にしたがえば、脳が担う役割は、これまでとは違う、だが重要さでは劣らないものと考えられる。著名な心理学者のガイ・クラクストンによれば、脳はあらゆる思考と決断のマスターコントローラーや裁定者というよりは、むしろ一種の「チャットルーム」として機能し、わたしたちの精神生活を構成する体と心の議論の司会役を務めているという。そのチャットルームでは、「多数の要素が集まり、コミュニケーションをつうじて、ひとつの計画について意見をまとめることができる」とクラクストンは説明している。[16] 脳はボスというよりはまとめ役であり、重要な参加者を議場に集め、全員の声に耳を傾けたうえで、ひとつの活動計画を練り上げられるようにしているのだ。

「活動」という言葉は重要な意味を持っている。というのも、ここで運動とのつながりが浮上してくるからだ。運動の威力は、体と心のチャットルームに潜りこみ、議論のトーンをよいほうへ変える手段を与えてくれることにある。新たに見えてきたそうしたダイヤルやレバーとその仕組みを、いま手に入る最新かつ最良の科学的情報をもとに解き明かす。それが本書の大きな狙いだ。

本書では、体と心をつなぐ生理的機能、神経、ホルモンのはたらきを研究する科学者だけでなく、この理論を実践し、実生活における価値を証明している創造力豊かなおおぜいの人たちにも出会うことになる。ダンスの力を借りて読み書きの問題を克服した心理学者から、自分につきまとう魔の手を振り切ったウルトラマラソンのランナー、ピラティスを誤解していたことに気づいた神経学者、子どもたちが軌道修正して心の制御能力を鍛えるのを助けるスタントマンまで、運動という解決策の価値を体現する生き証人は尽きることがない。科学はデータを提供してくれるが、そうした生き証人たちは、いくつかの簡単な変化へと踏み出すための刺激を与えてくれる。そしてそれは、あなたの生活を実際に改善する力を秘めている。

脳の力を高めたい。人とつながっている感覚を深めたい。自分の人生をもっとしっかり掌握したい。あなたがそのどれを求めていても、つきつめていけば、科学のありとあらゆる方面から聞こえてくるのは、声高ではっきりしたメッセージだ――のんびり座っている場合じゃない。

第1章

脳は動くために進化した

われわれが思考と呼ぶものは、進化により動きが内面化したものである。

――ロドルフォ・リナス

進化的観点から見なければ、生物学のすべては意味をなさない。

――テオドシウス・ドブジャンスキー

小脳の大きな役割

ホヤの暮らしは、時期によってはほとんど牧歌的に見える。まだ若さとエネルギーを残すオタマジャクシのような幼生は、つかのま海を泳ぎまわったあと、眺めのよい岩を見つけると、そこに落ちついて休息する。ひとたび岩に付着したら、成体――2本の管を持つ小塊のような生物――になるための発達を開始する。ホヤはそこにじっとしたまま、残りの一生を過ごす。1本の管で水をゆるやかに吸い、もう1本から吹き出すその姿は、まるで小さなゴム製のバグパイプのようだ。

こののんびりとした一生を送るためには、高い代償を支払わないといけない。幼生期のホヤは、単純な脳と、尾の先まで走る基礎的な神経索を持っている。それを使って泳ぎまわりながら、生息に適した場所を探し、そこへたどりつくための動きを調節する。ところが、ひとたび岩にくっつき、頭をしっかり定着させたあとは、神経系のほぼ全体を消化し、そのあとはもう何も決断を下さない。

この興味深い使い捨ての脳の例は、わたしたちが神経系を持っているそもそもの理由のなにがしかを物語っている。そして、体の動きが心に「どのように」影響を与えているかを探るまえに、体と脳を結ぶ多くの経路が「なぜ」存在するようになったのかを考えてみる価値はあるだろう。コロンビア共和国出身の傑出した神経学者ロドルフォ・リナスは、ホヤを例にとり、動物が最初に脳を進化させたのは考えるためではなく動くため――危険から逃げ、生きやすい場所へ向かい、移動中に情報にもとづいた決断を下すためだったと主張した。動くという行為は、無計画におこなうにはあまりにも危険すぎるのだ。[1]

ホヤの生活からは、進化の歴史上、過酷な環境を生き延びられる可能性が神経系の存在により高まるか否かをめぐって、生命が実験を繰り広げていた時代が垣間見える。神経系の稼働は高くつく——ヒトの脳は、体重の2%しか占めていないにもかかわらず、体の総エネルギー支出の20%を食いつぶす。ホヤの出した答えは、動いているかぎりは投資の価値があるが、その後はたいして価値がない、というものだった。動きが必要なくなれば、思考は余剰品になる。したがって、神経系全体がリサイクル行きになるというわけだ。

進化があれこれと迷っていた時代からこちら、ほとんどの動物種は、生涯にわたって脳を維持するだけでなく、その構築にかなりの投資をする道を選んできた。以来、思考と動きは歩調をあわせて進化してきた。ヒトの脳は、脳の進化プロセスの最高峰ではけっしてない——生物の脳は、つきつめれば、それぞれが独自の生活様式に適応した固有のものだ——が、脳への投資という点では、たしかに極端な例と言える。ヒトの脳には、もっとも近い現生の親戚であるチンパンジーの3倍の神経細胞《ニューロン》がある。それどころか、860億のニューロンと100兆を超えるニューロン接続を備えたヒトの脳ほど複雑な物体に、わたしたちはいまだかつて遭遇したことがない。

人類はどうやってその境地にたどりついたのか。それに関する説明は、おもに大脳皮質に焦点をあてている。大脳皮質はしわだらけの脳の外層で、ヒトの脳の皮質はほかの類人猿と比べると極端に大きい。大脳皮質のしわは、実のところ、サイズの産物だ。大脳皮質が拡大し、処理能力がひたすら増していくにつれて、頭蓋骨のなかに脳を収めるためには、幾重にも折りたたむ以外に方法がなくなったのだ。イヌ、ネコ、チンパンジーのようなヒトよりも大脳皮質の小さい別の動物は、ヒトに比べると皮質のひだやしわがはるかに少ない。なかには、マウスやラット、マーモセットのように、まったくしわのない動物もいる。彼らの脳は、皮をはいだ鶏の生肉のようになめらかだ。

ヒトの大脳皮質が拡大したのは、新たな思考方法の模索という課題に対処するためだったと考える人もいる。たとえば、複雑な社会生活の経過を追ったり、次の「食事」が現れる場所を予測したり、それを捕まえる方法を考え出したりするためだ。そして、その大きな脳を使って食糧を調理する方法を発明すると、食糧から抽出できるカロリーが増え、ヒトの脳はいっそう大きくなっていった。そのすべてが異常に大きい皮質を生み出し、そのおかげで、わたしたちは計画を立て、頭のなかで時間を前後に行き来し、過去に存在したことのないものを思いつけるようになったという。

それは、とりあえずはよい説明かもしれない。だが、この仮説では、動きの影響が完全に無視されている。その重要なポイントを人類の起源譚に加えた新たな仮説では、先を見越した思考の進化は、頭のなかの抽象的な計算ではなく、新たな動きかたの考案を迫る進化的圧力の高まりと結びつけられている。この説によれば、わたしたちに備わっているめざましい心的能力の起源は、人類進化の歴史をさらにさかのぼり、現生人類がまだ存在していなかった時代、もっと遠い祖先が動きまわるための新たな方法を見つける必要に迫られていた時代にあるという。

２５００万年前、人類とほかの類人猿の共通の祖先が、系統樹上でほかのサルの仲間から分岐した。この初期の類人猿は、親戚にあたるサルたちと同じように樹上で暮らしていたが、それよりも大きく、重く、不器用だったため、枝から落ちる危険に絶えずさらされていた。この問題を解決するために彼らが編み出した方法は、まったく合理的なものだった――手で体重を支えられる時間を長くするために、小型のサルなら枝の上でうまくバランスをとるであろう場面で、頭上の枝をしっかり握るようにしたのだ。この戦略はうまくいった。数百万年（といくつかの肩の改良）を経て、このブランキエーション（腕渡り）の能力は徐々に進化していった。木にぶら下がり、両腕を高速で交互に動かしてブランコのように移動するこの技は、現生のテナガザルなどにも見られる。

ブランキエーションは、動きとしては複雑だ。ダラム大学の進化人類学者ロバート・バートンによれば、A地点からB地点へ安全にたどりつく幸運を得るためには、単なるぼんやりとした行動計画以上のものが求められるという。木々のなかでぶらぶらと揺れながら安全を保つには、高速での行動がもたらす結果を理解し、それを動きと結びつける能力が要求される――手をここに置いて、体を揺らして手を伸ばして……あれでは体重を支えられない、こっちをつかもう、といった具合だ。それはつまり、その場の状況に応じて計画を練って修正する能力を意味する。バートンは２０１４年に発表した論文のなかで、この新たな技を支えるために必要とされる余分な脳回路の発達が、人類の祖先において、身体的離れわざだけでなく、優れた精神的離れわざのお膳立てもしたとする自説を展開した。[2]

この手の超高速運動を担う回路は、しわだらけの大脳皮質ではなく、小脳にある。小さなカリフラワーのような領域である小脳は、少なくとも図で見るかぎりは、脳のほかの部分にぶら下がっているように見える。初期の類人猿が枝から枝へぶらぶらと移動しはじめたのと同じころ、小脳は拡大をはじめ、大脳皮質のサイズからすると相対的に不釣りあいな大きさになった。この拡大傾向は類人猿の進化全体をつうじて続き、ヒトへといたる系統樹の枝で加速した。

小脳の構造からすると、この拡大プロセスはきわめて簡単に進んだと考えられる。脳のほかの部分の配線には、どこか昔ながらの電話交換局を思わせる「整頓された混乱」とも言うべきおもむきがあるが、小脳はむしろ手入れの行き届いたブドウ園のようで、きちんと並んだニューロンが超高速の出入力線と接続している。つまり、別の「モジュール」を複製し、すぐに（少なくとも進化的な時間のスケールで見れば）追加できるのだ。

この説は最近になるまで、進化生物学界では「だから何？」的な疑問を盛大にぶつけられてきた。小脳が微細運動の制御に特化していることは長らく知られていた。複雑な新しい動きのスキルを支えるために小脳が拡大したとしても、たいして意外ではないはずだ。

ところが、１９９０年代後半から２０００年代はじめにかけて、小脳に対する見方が変わりはじめた。小脳は動きを司っているだけでなく、思考や感情の制御にも関わっていることが少しずつわかってきたのだ。脳画像研究や脳全体のニューロントレーシングにより、進化的に見ると比較的新しい小脳の「モジュール」の多くが、計画や先を見越した思考を担い、情動反応の微調整を助ける前頭の皮質領域につながっていることが明らかになった。それどころか、ヒトの小脳のうち、動きを生み出すほかの脳領域につながっている部分は、ごく一部にすぎなかった。残りの部分は、思考や感情に関わっているのだ。

バートンの説によれば、ブランキエーションが動きや先を見越した計画、そして落下する可能性に対する恐怖と結びついたときに、言語や数の規則の理解から、単純な道具の作成、物語、さらには月へ行って戻ってくる方法の考案にいたるまで、ありとあらゆる様態の連鎖的思考《シーケンシャル・シンキング》へ向かう道が敷かれたのだという。ひょっとしたら、これは社会的交流がいまひとつうまくいかなかったときの感覚にもつうじるのではないか、と考えてみたくなる。なにしろ、会話の流れがとつぜん悪いほうへ向かいはじめたりすると、まさにぐらりと揺れて落下するような感じを覚えるのだから。

連鎖的に思考する能力は、精密な感覚運動制御だけでなく、目標へ到達するための一連の行動を考え出す才能が求められるスキルでも大きな効果を発揮する。たとえば、スカーフを編んだり、チェスで一連の手を考えたりする能力には欠かせない。また、チンパンジーが枝を操ってシロアリを釣り上げる一連の動きを考えられる理由も、この能力で説明がつく。「一連の動きをつなぎあわせ、ひとつの目標に到達するための方法を考案する能力は、世界の因果関係をめぐるヒトの理解のいわば基礎をなしている」とバートンは述べている。

遠くまで歩き、賢く考える

枝を操る技術を別にすれば、ヒト以外の類人猿は、先を見越した計画立案スキルをあまり熱心に拡大してこなかった。ところが、ヒトはその点でおおいに力を発揮した。その理由として考えられそうな要因のひとつが、ほかの類人猿と分岐したときに、ヒトの祖先がまったく異なるライフスタイルを採り入れはじめたことだ。木の上で過ごす時間が大幅に減り、食べものを探して地上で長距離を歩きまわるようになったのだ。この新しいライフスタイルにともなう精神的・身体的なニーズは、進化上のもうひとつの重大な転換点をもたらした。新たな様式の動きと思考がヒトという種の生存確率を高めるために一体となって協力しはじめた結果、脳をフル稼働させるうえで、身体的な活動が絶対に欠かせない必要条件になったのだ。

ここで少し脇道にそれて、進化が最終局面を念頭においてはたらくわけではないことを改めて説明しておくほうがいいだろう。わたしたちの心と体が現在のようになったのは、ヒトを地球上でもっとも賢く、もっとも自我の強い種にしようと進化が計画したからではない。人類がそこに到達したのは、わたしたちをここまで導いた変化が、最初に現れた時点で生存上なんらかの利点を備えていたからだ。そうしたひとつひとつの変化が残るためには、最初から役立つものでなければならない。そして、その変化が定着するのは、継続して利益になる場合だ。

使わなければ失われる。それは進化全般にあてはまる原則だが、こと動きに対する生理的反応という点では、わたしたちヒトはとりわけこのルールに縛られる。運動に関するわたしたちの能力——心血管の健康、筋力など——が、そうした体のシステムに対してひとりひとりが過去にかけてきた負荷の大きさと直接的に結びついていることはよく知られている。ところが、これはすべての種にあてはまるわけではない。たとえば、インドガンはトレーニングなどまったくしなくても、毎年3000キロの渡りをなしとげる。この鳥たちの飛翔筋を増強し、より大きく効率的な心臓をつくる生理的変化は、数か月間の高強度トレーニングではなく、季節の変化と餌の大幅な増量が引き金になる。[3] 夢のような話だ。想像してみてほしい——一年でいちばん昼の短い日が、春の到来を告げるだけでなく、力強く引き締まったビーチ向きの体を夏にちょうどまにあうように運んできてくれるのだ（ただし、ピザをじゅうぶんに食べた場合にかぎる）。

残念ながら、わたしたちヒトの体は、そんなふうにはできていない。そして、「使わなければ失われる」ルールは、どうやらヒトの脳にも適用されるようだ。南カリフォルニア大学で人類の進化を研究しているデイヴィッド・レイチュレンによれば、この特性の起源は、400万年ほど前のある時点にまでさかのぼるという。ヒトの祖先が、日がな一日木の枝に座って果実を食べる、いかにも類人猿らしい動物であるのをやめ、探索をするようになったころだ。

当時、東アフリカの気候は寒冷化し、乾燥しつつあった。熱帯雨林は林地やサバンナにとってかわられようとしていた。そのせいで餌を見つけるのが難しくなったわたしたちの祖先は、さらに遠くまで餌探しに出ることを余儀なくされた。そんな状況では、まっすぐに立って歩いたり、食糧を探して長距離を走ったりする力を持つ者は、進化に優遇されただろう。[4]

長距離を歩いたり走ったりするだけでなく、知的な決断も下せる——最高の餌場に続く道を見つけられる、拠点に戻る道を記憶できる、など——者なら、生き延びて遺伝子を次世代に伝える確率はいっそう高くなったはずだ。およそ260万年前に狩りのスキルが採集に加わると、まっすぐに立って思考する能力はさらに重要になった。いまやヒトの祖先は、広範囲を動いて食糧を賢く探すだけでなく、自分よりも大きい獲物を出し抜いて倒すために協力しなければならなくなったのだ。そして、そのふたつの選択圧――遠くまで歩き、賢く考える――が、人類独特の進化の歴史のなかでひとつに結びついた。

その結果、運動をすると脳が反応して物理的に容量を増すという仕組みが、ヒトの生理的特性になったとレイチュレンは言う。[5] 空間ナビゲーションと記憶に関わる脳領域の海馬は、身体的な運動に反応し、新たな細胞を追加する――とりわけ増強されるのが、脳の記憶容量《メモリーバンク》だ。この新たに生まれた容量が、その後の食糧探しや狩りのたびに呼び出されれば、そのまま保持される可能性は高くなる。この脳増強プロセスは、新しいニューロンだけにとどまらない。容量が増えれば、血管も増やす必要がある。それにより、脳内を流れる栄養や酸素の量が増え、脳が仕事をしやすくなる。

逆に、新しくできたメモリーバンクを使わずに放っておくと、脳はエネルギーを節約しはじめる。あまり必要ない構造があればそれを取り除き、使っていない容量を刈りこみ、エネルギー予算の一部を回収して、必要とされている場所に転用しようとする。

要するに、ヒトともっとも近い関係にある類人猿の親戚たちが、やむにやまれぬときにだけ動くカウチポテト的暮らしを送っても心身面で怠惰の代償を何ひとつ払わずにすむのに対して、わたしたちヒトは、ホヤの例と同じように、そうではないということだ。狩猟採集動物として生き延びるというヒト固有の難問が、わたしたちの知的能力の基本的要素を身体活動のレベルとかたく結びつけたのだ。

健康な体と心を望むのなら、じっと座ったままの生活は、人類にとってもはや選択肢ではない。その船は、祖先が樹上で果物を食べる生活を手放したときに、沖へ出ていってしまったのだ。では、わたしたちはどれくらい動く必要があるのだろうか？　タンザニア北部で暮らす現代の狩猟採集民族ハッザの研究では、女性は1日あたり6キロメートル、男性は11・5キロメートルを歩くことがわかっている。歩数にして８０００歩から1万５０００歩だ。これをおおざっぱな指針として、ヒトの体がなんのために進化したかを踏まえれば、脳をフル稼働させるためには歩くことが絶対に譲れない条件と言えそうだ。それがお気に召さないのなら、この残念な展開をはじめた張本人のホモ・エレクトゥスに苦情を言ってほしい。

明るい面にも目を向けよう。動きと思考を結びつけたのとまさに同じ進化の選択圧は、動きを気持ちよいものにもした。その一例が、よく知られているエンドルフィンの増加効果だ。この効果により、運動を楽に感じ、ときには陶酔状態にまでなるおかげで、疲れが出はじめたときにも続けようという気になる。いっぽうで、その選択圧は気がかりな可能性も提起している。わたしたちの心が体の動きを助けるためにあるのなら――そしてわたしたちが動かないのなら、ソファにはりつく濾過摂食者の種族となったわたしたちヒトは、苦労して手に入れた脳をだいなしにして、未来を危険にさらしているのではないか？

でも、パニックになるのはまだ早い。適応できるところがヒトの取り柄だ。その適応能力を使ってもういちど動き出して、ソファから自分の体を引きはがし、立ち上がって運動がいかに気持ちいいかを思い出す。わたしたちにはいま、それが求められているのだ。

バーチャルな移動能力

わたしたちヒトの動き、思考、感情をめぐる物語の最終章については、人類進化史のどの時点で起きたのかをつきとめるのはやや難しい。ヒト以外の種は言うまでもなく、人間の頭のなかでさえ、その現象が進行しているところを見ることはできないからだ。だが、それが起きたにちがいないことは、たしかにわかっている。というのも、ヒトはどこかの時点で、身体的に移動するだけでなく、心の目のなかでバーチャルに移動する能力も手に入れたからだ。

ヒト以外の種にもその能力があるかどうかは、おおいに議論の余地があるところだ。一部の種では、先を読む思考らしきものが備わっている証拠もなくはない。2009年には、スウェーデンのフールヴィック動物園で、サンティーノという名のチンパンジーが囲いのなかで黙々と石を集めては山積みにして、のちに来園者に向かって投げつけるようすが目撃された。その行動は、あらかじめ計画した攻撃のように思える。[6] また、カラス科の鳥のなかでも屈指の賢さを誇るカケスは、餌を隠し場所にたくわえておき、あとで食べる。つまらない粗びきの穀物をやり、ときどきもっとありがたい餌を与える実験では、平凡な餌に戻ったときのために、よい餌をより多く保存しているとも思える先を見越したような行動が観察された。[7] それを先見的な思考の証拠ととらえる人がいるいっぽうで、将来の自分のニーズに備えていることを証明しているわけではないと主張する科学者もいる。動物と話をする方法を見つけるまでは、本当のところはけっしてわからないだろう。

だが、ヒトが過去を生き直し、未来を計画することはたしかにわかっている。かつて存在したことのないものを想像する能力、心のなかで時間を前後に移動し、過去から学び未来の計画を立てる能力は、まさにヒトの専売特許だ。そして、その能力はつきつめていけば、ロドルフォ・リナスが「進化により動きが内面化した」と表現したものに行きつく。リナスの見解にしたがえば、思考と動きは基本的には同じ種類のものということになる。唯一の違いは、動きには、外の世界でもそれを実現するための最終段階があるところだ。

この能力の利点は言うまでもない。動きと違って、思考は目に見えず、リスクがないので、心のなかで世界を探りまわれば、命や手足を危険にさらさずにさまざまなものを「試着」し、新たな情報にもとづいてアップデートできる。似たようなことは、感情にも言える。感情の本質は、わたしたちを行動に駆り立て、世界のなかにあるよくないものを変えさせることにある。「感情《エモーション》」という語は、「外へ動く」を意味するラテン語に由来する。動きのプロセスをまず心のなかではじめ、そのあとで外の世界で実行することができれば、捕食者やライバルを出し抜き、複雑な社会を渡り歩くうえで大きな利点になったはずだ。そう考えるのは理にかなっている。

興味深いことに、1960年代の実験では、体と脳が結びついたそうした理解のシステムは、実際の体の動きを使って訓練しなければ、のちに心のなかの仮想世界でもうまく機能しないことが示唆されている。視覚を調べるある古典的な（だが胸の痛む）実験では、2匹の子ネコを回転木馬のような装置にくくりつけた。[8] そこで何日もぐるぐる回りながら過ごすあいだ、どちらの子ネコも、まったく同じ景色を眺めていた。唯一の違いは、1匹は床に足をつけ、自分で前に歩いて装置を回して進められることだ。もう1匹は吊るされた箱のなかに入れられたままで、歩いて回転をコントロールすることはできない。そんなふうに数週間を過ごしたあと、2匹はようやく解放された。足で装置を進めることができたほうの子ネコは、とくに問題なさそうだった。正常に目が見え、なんの苦労もなく世界を動きまわることができた。ところが、もう1匹のほうは、どこからどう見ても、目が見えていないとしか思えなかった。障害物を避けられず、安全に部屋を歩きまわることもできなかった。この子ネコは、幼少時に体の動きを外の世界の変化と結びつけられなかったせいで、目に見えるものの意味を学ぶことができなかったのだ。それが研究チームの結論だった。

意識の謎も解く？

言うまでもなく、研究室の外では、動きと心のうちでの体験との結びつきが自然に生まれ、世界における自分の位置を把握し、自分の行動が体験に与える影響をしっかり理解するための基盤が少しずつ構築されていく。

このプロセスは、人間の意識にまつわる根本的な謎をも説明しているかもしれない。わたしたちはなぜ、心の目のなかにしか存在しない、あれほど豊かな感覚的体験を持っているのか？　たとえば、薔薇の香りをかいだり夕日を眺めたりするところを、なぜあれほど鮮明に想像できるのか？　愛する人を抱きしめたときの温かでやわらかな感覚を、どうやって心に呼び起こしているのか？　その手の想像上の体験は頭のなかに存在しているように思えるが、パリ・デカルト大学の哲学者J・ケヴィン・オリーガンの指摘によれば、そうした体験は、体の動かしかたや環境との身体的な相互作用からはじまるという。[9]　その際の感覚が身体的な体験から分離されて増幅し、精神のループのなかで何度も繰り返されるうちに、いっそう強烈なものになっていく。この説にしたがえば、人間の豊かな想像力――本に書かれた感覚を「感じ」たり、芸術作品を見て心を「動かされ」たりする才能――は、動きと環境との相互作用を外の世界から切り離し、自分だけで楽しめる秘密の場所へ送りこむ能力から生まれているということになる。[10]

つまり、先を見越した計画にしても、自分のいる場所やしていることの記憶にしても、未来の想像にしても、深い感情にしても、まさに人間を人間たらしめている体験には、世界を移動するときのわたしたちの動きが密接に結びついていると言える。それどころか、動きは心という概念そのものに不可欠なのだ。

すべてが統一されたいま現在の感情

ちょうどよい機会なので、ここではっきりさせておくと、この本に登場する数々の説は、科学界と哲学界でいまも続いているいくつかの大論争と切っても切れない関係にある。なかでも最大の論争は、心とは実際のところ何か――そしてどこにあるのか――をめぐるものだ。

認知科学者に言わせれば、心は脳の構築物だ。その主張にしたがうなら、脳は一種のマスターコンピューターとして機能しており、ニューロンなどの神経系の細胞は、心というソフトウェアを稼働させるハードウェアということになる。この観点からすると、体は重要ではあるものの、その重要性のほとんどは、システムへのインプット源としての役割にある。何が起きているかを把握し、それについて何をするかを決断する役目を担うのは、賢い脳のアルゴリズムだ。

全能の脳の命令を、体が実行する。この考えかたはおそらく、ほとんどの人が持っているイメージに沿っているだろう。それは大衆文化にも反映されている。1990年代の名作映画『マトリックス』では、知能を持つ機械が培養槽で人間を培養し、退屈させないために偽の現実を脳に直接投影する。主人公のネオはカンフーを身につける必要に迫られるが――だいじょうぶ。そのためのアプリもちゃんとある。

身体性認知の研究者たちは、そうした考えかたをまったく支持していない。彼らは脳をマスターコンピューターではなく、もっと大きなネットワークのひとつのノードととらえている。そのネットワークは、脳以外の体にとどまらず、周囲の環境にまで及ぶ。この見方からすると、ネオの脳がカンフーについてどれだけ知っていても、実際にやって動きを身につけなければ意味がない。回転する箱のなかに入れられたかわいそうな子ネコと同じように、彼が覚えたことを実行に移せる望みはない。

体は、世間一般で考えられている以上のことを知っている。その点はまちがいない。「自己受容感覚」——空間における自分の体の位置をそれとなく知ること——のおかげで、わたしたちはほかのものにぶつからずに動きまわったり、考えるまでもなくバランスを調整したり、顔面にぶつかりそうなボールを反射的に手を出してつかんだりすることができる。わたしたちは自己受容感覚をつうじて、自分がどこにいるのか、どんなふうに動いているのか、自分の体がどこからはじまってどこで終わるのかを本能的に把握している。

そして、さらに謎めいた感覚もある。「内受容感覚」と呼ばれる、体内の生理的状態を感知する能力だ。体は昼夜をおかず無数の生理的ダイヤルを微調整し、わたしたちの生体活動を安全で生存可能な範囲内に保っている。この絶えまない調整は、恒常性維持《ホメオスタシス》と呼ばれる。言ってみれば、さまざまなシステムがそれぞれの担当部署——心拍、血糖値、水分平衡など——を管理しながら、何かニュースがあれば互いに知らせあう継続的なプロジェクトのようなものだ。そうした調整のなかには、わたしたちが自覚できるものもあれば（心臓の高鳴りなど）、自覚できないものもある。それでも、ポルトガル生まれの南カリフォルニア大学の神経学者アントニオ・ダマシオによれば、すべての調整が例外なくわたしたちの精神に影響を与えているという。

ダマシオに言わせれば、ホメオスタシスの継続的なプロセスは、意識下であれ無意識であれ、わたしたちの自己感覚と、その感覚としての「わたし」がいまこの瞬間をどう体験するかをかたちづくる中心的な基盤になっている。ホメオスタシスをつうじて、そして何が起きているかを感じとる内受容感覚をつうじて、わたしたちは自分が緊張しているのか、リラックスしているのか、疲れているのか、喉が渇いているのか、食事が必要なのかを把握する。内受容感覚の能力は人によって異なり、自分の体内の状態をうまく感じとれる人ほど、バランスを取り戻すための行動を起こせる可能性が高くなる。たとえば、休憩をとったり、いやな「予感」のする人から離れたりすることができる。

だからといって、脳が関係していないわけではない――わたしたちの精神生活において、脳が重要な役割を果たしていることはまちがいない。だが、身体性認知という観点からすると、脳は命令を下すためにそこにあるのではない。無数の内的体験をひとつにまとめ、全体としてのシステムがそれを理解できるようにするために存在しているのだ。その点に関してとりわけ重要な役割を担っていると見られるのが、脳のひだの奥深く、ちょうど両耳の上に位置する島皮質と呼ばれる皮質領域だ。島皮質は、内受容感覚と自己受容感覚のメッセージを五感から流れこむ情報と組みあわせ、神経学者のバッド・クレイグが「すべてが統一されたいま現在の感情」と呼ぶもの――つまりは「わたしがいま、どう感じているか」という感覚をつくりだしている。[11]

真実を理解するための方法

もちろん、そうしたことはどれも、意識をめぐる議論に決着をつける役には立たない。意識は実際には何でできているのか。どこに存在しているのか。そして、指さして見つめられるのだとしたら、どんな姿をしているのか。よく知られている話だが、17世紀のフランスの哲学者ルネ・デカルトは、もうお手上げだとばかりに、体（脳も含む）は物理的な物体であるのに対して、心はまったく別のもの、目に見えず測ることもできない何かでできていると言い切った。以来、それは通説として浸透している。なにしろ、心が「物体」でできていたとしても、それを定量する方法はまだ見つかっていないのだから。

神経科学者と哲学者――そして、このテーマでは実のところいちばん年季の入った仏教学者――の多くは、わたしたちが心と考えているものは実際には幻影であり、体と脳を飛びまわるメッセージをひとつの「自己」にまとめる際に偶然の副産物として生まれたものだと考えている。

身体性認知という観点から見ると、わたしたちが意識する自己は、体の感覚体験と世界との相互作用に根ざし、それによりひとつに結びつけられたものということになる。近年では、神経学者たちがそうした数々の見解をまとめ、統一された説を組み立てはじめている。その説にしたがえば、心とは、外の世界や体内で起きそうなことを予測し、行動を起こしてダイヤルを調節する継続的なプロセスの結果として生まれるものと言える。だとすれば、世界のなかで動き、世界とやりとりすることは、真実（と脳が見なすもの）を理解するための最善の方法になるはずだ。

そして、そこにこそ、動くことの重要性がある。体を動かすと、自己受容感覚が変わるだけでなく、五感から入ってくる情報と、体の内的状態の変化から得られる内受容感覚にも効果が波及する。動きは感じかたの化学的・物理的基礎を変化させる。わたしたちはそれにより、「すべてが統一されたいま現在の感情」を生むインプットを変化させ、「わたしがいま、どう感じているか」という感覚を違うものにすることができるのだ。

簡単に言えば、それが本書の残りの部分で語られる内容だ。このあとで繰り返し見ていくように、体の動かしかたを自己管理の一手段にして心身の機能を高めることも、まったく不可能な話ではない。しかも、あなたがどう信じているかは関係ない――頭のなかにある「自分」なるものが眼球をとおして外の世界を見ているのだと考えていても、脳を含めた全身に「自分」が分散しているのだと思っていても、いや、「自分」なんてものはそもそも存在しないのだと信じていてもかまわない。誰がなんと言おうが、脳と体、そして心は、ひとつの美しいシステムに組みこまれている。そして、そのすべてがうまく機能するのは、動いているときなのだ。

第2章
歩きかたを変えれば発想が変わる

本当にすばらしい考えは例外なく散歩中に浮かぶ。
――フリードリヒ・ニーチェ（1889年）

歩くと脳が機敏になる

チャールズ・ダーウィンには、考えることが山ほどあった。時は1842年の夏。ダーウィンはすでに5年あまりのビーグル号の航海から帰還していた。陸《おか》に戻ってまもなく、生命の樹の最初のスケッチを殴り描きしてはいたものの、[1]ロンドンの喧騒と家族が増えていくせわしなさのせいで、自分の考えに没頭することはほとんどできなかった。ましてや、革新的な生物学理論をかたちにするなど、できるはずもなかった。

ダーウィンのとった解決策は、動くことだった——いろいろな意味で。まず、家族でイングランドの閑静な片田舎に引っ越した。そこでなら、子どもたちが父親の書斎のすぐ外ではないどこかで遊べる。新居に落ちついたあと、ダーウィンはのちに「思索の小路」と呼びならわすもの——自宅の敷地をぐるりとめぐる400メートルほどの砂利道をつくりはじめた。波打つように起伏する牧草地を抜け、薄暗い森の一角を突っ切って一周して戻ってくる道だ。その道を4周か5周する毎日の散歩のおかげで、ダーウィンはようやく進化論をひねり出すための頭の余裕を手に入れた。

ユーチューブで何かを見てはくすくすと笑う息子とその友だちを先導して思索の小路を歩くわたしは、いままさにダーウィンの苦労を実感している。とはいえ、動きをめぐる最新の科学的知見からすると、ダーウィンの明晰な思考を助けたのは、穏やかさと静けさだけではなかったようだ。歩行は心に作用する多目的ツールであり、非常に独特なかたちでわたしたちの心理と生理に影響を与えることが証明されつつある。そして、そこから生じた変化が、今度はわたしたちの考えかたや感じかたを変容させる。

歩行と思考が結びついていること自体は、目新しいニュースとはとうてい言えない。だが、フリードリヒ・ニーチェからヴァージニア・ウルフ、ビル・ゲイツ、スティーヴ・ジョブズまで、古今の天才たちが散歩中の考えごとの効果を実証してきたいっぽうで、それほどの効果を発揮する理由と仕組みは、いまようやくわかりはじめたばかりだ。そして、もしかしたらこちらのほうが重要かもしれないが、歩きかたを変えれば、達成しようとしている目的に応じて、さまざまに異なる独特な精神面の利点を得られることも科学が明らかにしつつある。

ばかばかしい話に聞こえるかもしれない。いったいどこの誰が、歩きかたを教えてもらわなければならないというのか？　そうは言っても、進化生物学、生理学、神経科学といった分野から発信される研究はどれも、たくさん歩き、少し走る習慣が、ヒトという種をいまのような姿にした事実を指し示している。歩き足りないと、わたしたちは精神と感情の鋭敏さを失う危険にさらされる。そして、ＩＱの低下から創造的な発想の欠如、メンタルヘルスの悪化まで、あらゆることを座りがちのライフスタイルに結びつける研究者が続出しているいまとなっては、教えてもらわずとも知っているかと思っていることを学びなおす理由はごまんとある。

ダーウィンの散歩愛からすれば納得かもしれないが、歩行と思考が密接に結びついている最初の証拠は、人類進化の物語のなかにある。

第1章で説明したように、狩猟採集が発明される以前のわたしたちの遠い祖先は、基本的には怠け者で、一日のほとんどを座ったまま、ひたすら果実を貪って過ごしていた。もしかしたら、ときどきは珍味として塊茎も食べていたかもしれない。ほとんどの現代人と同じく、彼らは1日に平均3000歩から5000歩くらいしか歩かなかったかもしれないが、わたしたちとは違って、それでもなにひとつ問題はなかった。というのも、彼らの生理的機能が、そのレベルの燃料と活動にあわせて整備されていたからだ。

ところが時が経つにつれ、気候が変化し、森林はサバンナになり、食糧を見つけるのが難しくなっていった。わたしたちの祖先がじゅうぶんな食べものを見つけるためには、以前よりも遠くまで、広い範囲を歩きまわるほかなかった。やがて、知恵のあるどこかの誰かが、生存に必要なカロリーを集める手段として狩猟と採集を思いつく。生存という点では、これは名案だったと証明された。その結果、長距離の歩行や走行にうまく適応した者が進化に優遇された。ヒトは動くために進化した。そして、好むと好まざるとにかかわらず、現代のわたしたちは例外なく、その遺伝子を受け継いでいる。

2017年、南カリフォルニア大学で人類進化を研究するデイヴィッド・レイチュレンと研究仲間であるアリゾナ大学のジーン・アレクサンダーは、「適応能力モデル」と呼ぶものを使って、歩行と思考の関係を説明した。それによりはじめて、人類進化の歴史が、成人の脳の「使わなければ失われる」可塑性と結びつけられた。身体的な運動が脳の健康を、さらには記憶や注意力などの認知能力を高め、うつ病や不安症のリスクを下げる優れた方法として実績を残していることは、その何十年も前から知られていた。そしてようやく、それにはもっともな理由があることが明らかになった――わたしたちヒトは、レイチュレンの言葉を借りれば、「認知能力をはたらかせながら動く、持久力のあるアスリート」として進化したのだ。[2]

この「認知」という要素は大きな意味を持つ。というのも、狩猟と採集は単なる身体的活動にはとどまらないからだ。片足をもう片方の前に出してさえいれば、おいしそうな何かが自分の通り道を横切って、食べやすいように横たわってくれると期待できるわけではない――そして、比較的貧弱な体格を持つヒトには、馬鹿力に頼って大型の獲物を倒すことはできない。そうした必要に迫られた結果、ヒトの狩猟スタイルは高度な頭脳活動になった。その活動には、獲物を追跡して出し抜き、次の動きを予測しながらチームとして動き、時間に気を配り、危険を見張り、帰り道を記憶することが求められる。採集の場合は、よい食糧が見つかる場所を記憶し、あなたを食べようとしたり餌をかすめとろうとしたりする動物の裏をかかなければならない。

かくして、直立姿勢で動きながら同時に思考することが、ヒトの生物学的基礎になった。それをしていないと、わたしたちの脳は、容量カットとエネルギー節約という合理的な決断を下す。だが、悪いことばかりではない。わたしたちが立って動いていると、脳が機敏になり、学習する態勢に入るのだ。

心拍数と同期した速さで

それを利用するのは、実はあまり難しくない。進化の過程で、立っているときの動きと精神機能の向上とを結びつける、いくつかの独自設計が組みこまれたからだ。そして、現代人のほとんどはもはや狩猟も採集も必要としないものの、そのシステム自体は、あなたの達成したいことがなんであれ、いまも昔と同じように機能している。

ヒトが独自にこしらえた設計の一例が、言うまでもなく、おなじみの「幸せホルモン」だ。エンドルフィンやエンドカンナビノイドなどの幸せホルモンは、ランナーズハイや運動にともなう全般的な快感の要素と結びついている。実際、わたしたちヒトやほかの「アスリート」タイプの種が運動中にこのありがたいホルモンの直撃を受けることは、複数の研究で示されている。また、レイチュレンのこんな実験もある。ヒトと、どう見ても走るのが大好きなイヌと、それほどランニング熱心ではないフェレットを比較したところ、エンドカンナビノイドのシグナル伝達という点で、ヒトはじっとしていることの多いフェレットよりも、イヌとの共通点のほうがはるかに多かったのだ。[3] しかし、エンドカンナビノイドには難点もある。ただ歩いているだけでは、ひどく息が切れないかぎり、ハイになることはできない。「最高の気分」になるパートは、話をするのが難しいくらいのペースで高強度のランニングをしたあとでなければはじまらないのだ。

いっぽう、エンドルフィンの効果はそれよりも簡単に手に入る。だいたいにおいて、早足での散歩をほんの20分もすれば分泌されはじめる。脳由来神経栄養因子（ＢＤＮＦ）も同様だ。ＢＤＮＦは成長因子のひとつで、記憶、とりわけ空間記憶に関して重要な役割を担う海馬で新たなニューロンの成長を促進するだけでなく、脳が新たな接続を築く可能性を広げ、学習能力を高めてくれる。それと同時に、別の成長因子である血管内皮増殖因子（ＶＥＧＦ）が仕事をはじめ、システムの拡大を支える新しい血管を増設する。

こうしたつながりはかなり詳しく解明されており、いまや運動生理学や精神医学ではごくあたりまえのことと見なされている。だが、この点に関しては、もっと驚きを誘いそうな、いくつかの

「新顔」も浮上している。

たとえば、わたしたちの足が「圧力計」を内蔵していて、鼓動する心臓と連携して脳へ送る血液量を増やしているなんて、いったい誰が思うだろうか？　それを発見したのは、ディック・グリーンという名の技師だった。テキサス州の油田で長年はたらいたグリーンは、１９７０年代になってから、今度は人体の配管に関心を向けることにした。当時の通説では、動いている筋肉へ送る血液量を増やすために心拍数が上がっているときでも、脳全体に送られる血液量は普段と変わらないとされていた。というのも、わたしたちの血管が直径を調節して血流を一定に保ち、急激な増減から脳を守っているからだ。それにはもっともな理由がある。どんな場合であれ、血液が減りすぎると、供給される酸素が不足し、組織が死に至るおそれがある。逆に、血液が増えすぎたら、脳が膨張し、デリケートな神経組織が頭蓋に押しつけられてつぶれてしまうかもしれない。

だがグリーンは、脳の血液供給には、通説で認められているよりも増減の余地があるのではないかと疑いを持った。しかし、当時の技術で測定できるものといえば、じっと横になっているときの脳への血流くらいで、たいていは動脈と静脈をじかに測定するしかなかった。そのため、動きにより何かが変わる可能性を調べることは不可能だった。そこでグリーンが考え出したのが、ヘッドセットにとりつけた非侵襲性の超音波測定器を使って頸動脈の血流を測定する方法だ。これなら、被験者が立って動いているあいだも継続して血流を測定できる。その結果、グリーンが疑ったように、有酸素運動をすれば、それがどんな種類の運動でも、脳への血流が少なくとも短期的には20～

25％ほど増加することが明らかになった。

だが決定的だったのは、最近になってからのグリーンの発見だ。運動中に全身の体重を足にかけると、さらに血流が増加することがわかったのだ。２０１７年のグリーンの報告によれば、足に体重をのせると、足の主要な動脈が圧迫される結果、血流に乱れが生じ、脳への血流がさらに10～15％ほど増加するという。

この余分な血流により、脳が瞬間的によくはたらくようになるのか。それとも、もっと長期的な、いわば歯車に油を差すような効果が生まれるのか。その点については、グリーンの研究チームがまだ調査を続けている。２０２０年には、立っているとき、歩いているとき、走っているときの健康な人の血圧と血流を測る研究が予定されていたが、新型コロナウイルス感染症の影響で無期限延期になった。

とはいえ、グリーンは興味深い発見をした。歩くリズムと心拍数が同期するスイートスポットを見つけたのだ。グリーンの実験では、血流がもっとも大きく増加したのは、心拍数と歩く速さが1分あたり１２０拍と１２０歩ほどで同期したときだった。どうやら、心拍数と同期した速さで歩くと、脳への血流が着実に、かつ予測可能な幅で増加するようだ。この血流の増加が、早足での良質の散歩から生まれる快感に寄与している可能性もあるとグリーンは推測している。

それほど意外ではないだろうが、走っているときには、地面を踏みしめるたびに足が4～5Gの圧力を受け、さらに大幅に血流が増加する。しかし、グリーンがアイダホの山地でハイキングをしつつビデオ通話で話してくれたところによれば、その効果の一部は、クッション性のあるランニングシューズにより取り除かれてしまう可能性があるという。裸足《はだし》か最小限のシューズで走れば、血流増加の効果は大きくなるかもしれないが、その点はまだ、科学研究では裏づけられていない。

記憶力を上げるオステオカルシン

この一連の話を聞いた怠け者のわたしは、脳への血流を高めてくれるリズミカルなフットマッサージ機を発明すれば、生まれてはじめて100万ドルを稼げるのではないかと夢想した。あいにく、実際に立って動かなければいけない理由についても、別の科学者たちが説得力のある主張を展開している。

ひとことで言えば、重力だ。もっと具体的に言うなら、骨に体重をかけたときに生じる生理的変化と、それが精神に与える影響に関係している。

骨は内臓を支える干からびた白い棒と思われがちだが、実際は生きた組織で、絶えず合成や分解を繰り返しながら、骨にかかる――あるいはかからない――負荷に応じて変化している。その証拠に、つねに重力に逆らって直立したり動いたりしていない宇宙飛行士や寝たきりの人では、すぐに骨量が減少してしまう。余分な骨を分解する細胞が、合成や修復を担う細胞のはたらきを上まわってしまうのだ。だが、骨の合成が滞ると脳も影響を受けることは、あまり知られていない。骨粗しょう症による骨量減少と認知能力低下のリスク増加とのつながりは、複数の研究で示されている。[4] 宇宙飛行士でも、宇宙での任務を終えたあとに、短期的に認知面の問題が生じるようだ。同じような現象は、長期にわたって寝たきりだった人にも見られる。

骨と脳というふたつのものを密接に結びつけているのは、ひとつの奇妙で意外な事実であることが、少しずつ明らかになっている——わたしたちの骨は、脳と絶えず会話を交わしているのだ。その会話の内容は、わたしたちが重力に逆らいながら骨をどれくらい動かしているかに大きく左右される。

その点を掘り下げるために、わたしは気骨のある伝説的な神経学者エリック・カンデルとの面会を手配した。カンデルは脳の記憶保存の分子的基礎を発見した功績により、２０００年にノーベル生理学・医学賞を受賞した科学者だ。

ニューヨークでカンデルと顔をあわせたのは２０１９年10月のある晴れた日のことで、カンデルは90歳の誕生日を一週間後に控えていた。あいかわらず記憶に関心を持っていたものの、年齢を考えれば当然かもしれないが、その主眼は人生の終盤における記憶力の維持に移っていた。わたしの見るかぎり、カンデルはその点ですこぶるうまくいっているようだ。いまも週に5日はウェストハーレムにあるコロンビア大学の新築ぴかぴかのジェローム・L・グリーン科学センターではたらき、たいていの日は自宅から研究室まで、約4キロの道のりを歩いて通っている。科学に対する熱意は変わらず燃えさかり、運動と記憶のつながりに関する自身の最新研究について、待ちきれないとばかりに話しはじめた。

「わたしはたっぷり歩くのが好きなんですが」とカンデルは言う。「それに関する文献を読んでいたら、骨がひとつの内分泌腺であり、オステオカルシンと呼ばれるホルモンを分泌するという話に出くわしました。いくつかの実験で、自分でもオステオカルシンを実験動物に投与してみたら、記憶力が向上して、さまざまな知的機能が強化されたんです。思わず、こう言いましたよ――おやおや、こいつはすごい。わたしのしていることは時間の無駄じゃないぞ、ってね」

カンデルの読んだ文献を書いたのは、やはりコロンビア大学の科学者で、3キロほど北にある遺伝発達学部を拠点とするジェラルド・カーセンティだ。カーセンティは1990年代から骨の遺伝学研究に取り組み、骨がカルシウムを蓄積して硬くなるいっぽうで、ほかの臓器はそうならない理由を解明しようと試みてきた。当時、その原因の有力候補と目されていたのが、オステオカルシン遺伝子だった。オステオカルシンは、新たな骨の形成を担う骨芽細胞だけが分泌するタンパク質だ。骨形成プロセスの最中に分泌されることから、オステオカルシンは骨を物理的に強くするうえでなんらかの役割を担っている可能性が高いと見られていた。

ところが実際には、まったくそうではなかった。詳しい話を聞くためにオフィスを訪ねたわたしに、カーセンティはそう話した。「骨の石灰化の秘密を解き明かせるとばかり思っていました」とカーセンティは振り返り、若き日の野心を懐かしむと同時におもしろがっているような表情を見せた。「ところがどうでしょう。骨にとっては、オステオカルシンがあるかどうかなんて、まったく関係なかったんです」

オステオカルシンを欠くように遺伝子操作されたマウスの骨は、電子顕微鏡で調べても、まったくの健康に見えた。ところが、すぐに明らかになったのは、そうしたマウスが万事問題ないわけではないことだった。まず、異常におとなしかった。あれこれといじられても逃げようとせず、持ち上げられても噛みつこうとしない。ただその場にうずくまり、やりすごすだけだった。ところが、落ちつきを保っているように見えるにもかかわらず、正常なマウスに比べて不安にともなう行動が多く見られ、新しい場所を探索するよりも、暗いところに隠れるほうが多かった。

また、マウスの記憶力を調べるときのお決まりの測定手法、モリス水迷路試験にも落第した。この試験ではまず、急傾斜の深いプールに沈めたプラットホーム〔水から逃げられる出口〕を見つけられるようにマウスを訓練する。確実に見つけられるようになったら、濁った水を入れて同じ試験を繰り返し、安全な場所へつながる道を記憶しているかどうかを調べる。正常なマウスならやすやすと道を見つけられるが、オステオカルシン欠損マウスはまったく道がわからず、試験のたびに闇雲に泳ぎまわるだけだった。ところが、オステオカルシンを血中に注射すると、そうした問題はすべて消えてなくなり、平均的なマウスと同じくらい利発になった。

以来、カーセンティの研究室で20年にわたって続いている研究では、骨形成の過程でオステオカルシンが分泌されるのは、体を物理的に強くするためではなく、血液を介して移動して脳にメッセージを伝えるためであることが明らかになっている。それに関わっているのが、記憶全般、とくに空間記憶を司る脳領域の海馬にある特殊な受容体だ。オステオカルシンがないと、そのコミュニケーションが発生せず、少なくともマウスでは、最終的に海馬やそのほかの脳領域が通常よりも小さくなり、接続も少なくなる。

言うまでもなくマウスは人間ではないが、この結果は人間にもあてはまるとカーセンティは確信している。「進化の過程で見ると、骨は比較的最近になってから登場した器官のひとつです。そして、マウスの骨で発現する遺伝子のうち、ヒトで保存されていないものはありません。したがって、マウスで見られた現象をヒトにあてはめるのが誤りである可能性は低いと思います」とカーセンティは言う。

これまでのところ、ヒトを対象におこなわれた研究はわずかだが、その数少ない例では、血中オステオカルシン濃度の低さと中年以降の認知能力テストの低成績につながりがあることが示唆されている。最近のある研究では、アルツハイマー病患者のオステオカルシン量がとくに少ないことがわかった。カンデルとカーセンティはそれぞれ独自に、人間を対象としたさらなる研究を進めている。カーセンティは神経変性疾患におけるオステオカルシン量を、カンデルは記憶と血中オステオカルシン濃度の変動とのつながりを調べている。

特定の年齢の人にとっては気の滅入る話だが、血中オステオカルシン濃度は若年成人期にピークを迎え、女性では30歳、男性では45歳ごろから下がりはじめる。そうした傾向からすれば、骨に体重をかけることは年齢を問わず不可欠ではあるものの、とりわけ中年以降に重要になるだろうとカンデルは話している。「運動は必要不可欠です。そして、年をとるほど、その重要性は高くなる」

まだわかっていない点もある。そのひとつが、オステオカルシン濃度を本格的に上げるためには、どれくらいの運動量が必要なのかという疑問だ。カーセンティの見解によれば、そのための必要量を誰もがこなせるとは思えないという。「理想を言えば、30歳になってから毎日運動すればオステオカルシンを増やすことはできるでしょうが、誰にでもそれができるとは思えません」とカーセンティは言う。さらに、オステオカルシン量のピークは2時間ほどしか続かず、そのあとは年相応の基本的水準に戻るという。こと記憶の維持に関しては、とりわけあまり体を動かせない人の場合には、オステオカルシン錠剤のほうが効果があるかもしれないとカーセンティは話している。

だが、危うくなるのは記憶だけではない。オステオカルシンは筋肉にも語りかけ、運動に使う燃料の放出量を増やせというメッセージを伝える。それどころか、いまは動きながら考えるべきだと体に伝える多目的ホルモンであるらしいこともわかってきている――これもまた、人類が認知能力をはたらかせながら動くアスリートとして生まれついていることを示す証拠だ。「運動は生き延びるための機能であり、走るときの筋肉だけでなく、どこへ行くべきかを把握する力も必要になる。それはつまり、認知能力です。これらの機能は、互いに結びついているんです」とカーセンティは言う。

ヒトの骨はなぜ、体の骨組みであると同時に、記憶と動きに特化して進化したのか。それについては、危険から逃れるのに役立つものとして進化した心身一体の巧妙な戦略の一環なのではないかとカーセンティは考えている。マウスを対象にした最近の一連の研究のなかで、カーセンティ率いるチームは、骨から分泌されるオステオカルシンが闘争・逃走反応において重要な役割を担っていることをつきとめた。脳が危険を伝えるシグナルを出すと、オステオカルシンが骨から血流に分泌され、体内を循環しながら、「休んで消化する」仕事を担当する神経系の部署のスイッチを切り、逃走に備えて体を活性化させていることがわかったのだ。[5]

オステオカルシンがもたらす記憶力の向上効果も、生存に関係している。そうした記憶力は、緊急事態が起きるたびにその教訓を記憶し、次回に備えるのに役立つ。これには予期せぬボーナスもある。このプロセスの「恐怖体験」の部分を省略し、骨だけに負荷をかけても、やはり同じような精神面の効果が得られるのだ。

余談だが、オステオカルシンを増加させるには、もうひとつ別の手段があるかもしれない——運動も恐怖体験も必要としない方法だ。若いマウスの血液に、年とったマウスの健康や脳機能を高める力があることは、しばらく前から知られている。この研究を踏まえ、2016年、アンブロシアという名のシリコンヴァレーのスタートアップ企業が、16歳から25歳までの人から採取した輸血用血液を30歳以上の人に1回分あたり8000ドルで売りはじめた。[6]

2016年から2018年にかけて社内で臨床試験をおこなった同社の主張によれば、若者の血を輸血した30人ほどで、がん、アルツハイマー病、炎症の血中マーカーが減少することが示されたという。その主張はまだ科学誌では発表されておらず、この試験で使われた手法——参加者に

8000ドルの報酬を払ったことやプラセボ群がいなかったこと——は多方面から批判を受けた。2019年2月、米食品医薬品局（FDA）は私企業の提供する血漿輸血に対して警告を発し、「若い献血者の血漿を投与する臨床上の効果については、適切な対照試験により実証されておらず、そうした輸血にともなう安全上のリスクが存在する」と述べた。[7] アンブロシア社はその後まもなく事業を停止したが、2019年後半にひっそりと復活し、若い提供者から直接採取したものではなく、血液バンクから入手した血液を用いた輸血を提供している。[8] だが、血液バンクの血液は、若い提供者のものと保証されているわけではない。米国血液バンク協会によれば、米国の平均的な献血者の年齢は30歳から50歳で、16%は65歳を超えている。[9]

科学の世界に話を戻すと、科学者たちの頭を依然として悩ませているのは、マウスと同じ効果が本当に人間でも得られるのだとしたら、いったいどんな秘密の成分が若い個体の血液に含まれているのか、という難問だ。その答えは——少なくともマウスでは——オステオカルシンなのではないかとカーセンティは推測している。オステオカルシンを含まない若いマウスの血液を年とったマウスに投与しても、その不老不死の霊薬は効果を発揮しないのだ。

骨に体重をかければ、高齢になってからも記憶や気分をよい状態に保てるのか？　そして、ある程度の重さがよい影響を与えるのなら、もっと負荷を増やして、足首にウェイトをつけたりケトルベル〔やかんに似た形をした筋力トレーニング用具〕を持ち運んだりすれば、さらに大きな効果が得られるのか？　たしかなところはまだわかっていない。だが、もろもろを考えあわせれば、重力に屈するのではなく逆らうことにはどうやら意味があり、幸福で健康な老後を送るチャンスはそれにかかっているようだ。なにしろ、その可能性を示す証拠が続々と集まっているのだから。

前へ動くと未来思考になる

ここで少し、生理学から離れてみよう。歩くこと――そして走ること――で心の健康が向上するもうひとつの理由は、それにより世界を見る窓が一時的に変わることにある。歩くにしても走るにしても、それ以外の手段を使って自力で動くにしても、そのときには、文字どおりどこかへ移動するという事実からは逃れられない。そしてそれが、比喩的な意味での前進に転じることもある。

マーカス・スコットニーは25年前にその真理に偶然出会った。そして、その極限まで行きついたと言っても過言ではない。十代のころからうつ病に苦しんでいたマーカスは、ふと、あることに気づいた。自分の気分がよくなるのは、きまって丘に向かって走っているときだ。それから、丘を越えているとき。そして、反対側から戻って来るとき。それはやがて、彼の得意なことにもなった――四十代なかばになったいま、マーカスはプロのウルトラマラソン・ランナー兼コーチとして活動し、２０１７年には〈ドラゴンズ・バック〉レースで優勝した。これは５日かけてウェールズの山地を走り抜けるおよそ３００キロのレースで、最強のアスリートでさえ挫折することで知られている。マーカスは40時間で完走し、コース新記録を打ち立てた。

わたしたちは8月の焼けつくように暑い日に、イギリスのピーク地方〔イングランド中北部の高原地帯〕の奥地にある駐車場で会うことにした。それはちょっとした再会だった――マーカスとわたしは、5歳から18歳まで同じ学校に通っていた。とくに親しい友人どうしではなかったが、野暮ったすぎて学校になじめなかった者（わたしは背が低すぎて縮れ髪、マーカスは痩せすぎの赤毛だった）のあいだには、けっして完全にはなくならない連帯感のようなものが存在する。そんなわけで、わたしたちは力のこもった抱擁を交わした。

わたしはその日、走らずにすむように思いつくかぎりの言い訳をしたが、マーカスはなかなか聞き入れてくれなかった。「インタビューしなきゃいけないから、マーカス」とわたしは言った。「走りながら話すなんて、わたしには無理」

「話ができないくらいなら、速く走りすぎてるってことだよ」とマーカスに返された。

「あなたの歩幅に追いつけるか、わからないし」

「いや、僕の歩幅はすごく狭いから」

わたしにとっては幸運なめぐりあわせだったが、わたしたちが会った日は、〈ウルトラトレイル・デュ・モンブラン〉に備えて、マーカスがトレーニングを徐々に減らしている時期だった。このレースも世界屈指の厳しさで知られる山岳マラソンで、アルプス山脈をめぐるコースはおよそ170キロに及ぶ。おかげで、わたしたちは走るかわりにハイキングに落ちついた。

わたしたちが最後に会ってから20年あまりのあいだに、マーカスはかなりの道のりを歩んでいた。学校を出たあとの数年は複数の依存症と闘い、クラスAドラッグ〔英国の分類でもっとも危険度の高い種類のドラッグ〕にふけっては、片手間に売人をしていたこともあった。その生活が終わりを告げたのは、対立するギャングのディーラーにこてんぱんに殴られたときのことだ。手を出したドラッグの長々としたリストを病院の医師に提供しなければならなかった屈辱に打ちのめされ、マーカスは自分を立て直すために両親のもとに戻った。信じられない話だが、そのさなかにもずっと、彼は途切れなく走り続けていた。殴られた日の翌日には、顎が砕け、歯をワイヤーで固定され、力んではいけないと医師に注意されていたにもかかわらず、はじめて2日にわたる山岳マラソンを走った。

その後の数年で、マーカスは比較的平穏な結婚生活に落ちつき、子どもたちと仕事に恵まれ、最初はアウトドアのインストラクターとして、そのあとは教会の牧師としてはたらいた。マラソンはあいかわらず続けていて、50マイル（約80キロ）と100マイル（約160キロ）のレースでイングランドとイギリスの代表になった。ところが、走りが絶好調で、司祭に任命される日も近づいていたまさにそのとき、私生活での一連の挫折から神経衰弱に陥った。

成人してから最初の10年は、振り返って語るだけでもマーカスを消耗させるようだった。でもマーカスによれば、そうした過去の物語は、このスポーツをしている人にはめずらしい話ではないという。「ウルトラマラソンでは、ほとんどお約束みたいなものだよ。なにしろ、メンタルヘルスの問題を抱えてマラソンをはじめる人が、ものすごく多いからね」とマーカスは言う。「みんな、何かから逃げたいんだ」マーカスはそう言いながら笑ったが、わたしには彼が冗談を言っているとは思えなかった。「長い距離を走ると、その何かから逃げられるくらい遠くまで来たって気がするんだよ」とマーカスは続けた。

その感覚は、空間を前方へ移動しているときの心理状態に裏打ちされている。文字どおり前方へ動くことは、比喩的な意味での前進にも変換される。それがときに、自分自身や人生をめぐる感じかたに大きな影響を及ぼすのだ。

身体性認知の分野の祖であるジョージ・レイコフとマーク・ジョンソンによれば、わたしたちの世界についての理解とそれを表す言語は、体の形態や動きかたとわかちがたく結びついているという。たとえば、成功している人は「上《うわ》向いて」いるし、調子の悪い日には「落ちこんだ」気分になる。人生の問題を「乗り越え」たときに、あなたは「先へ進む」[10]。

それと同じように、心理学者の研究でも、動きの方向がその人の考えかたに影響を与えることが明らかになっている。前へ動くと未来に関する思考が生まれるのに対し、後ろへ動くと過去の記憶が呼び起こされるのだ[11]。そのときの「動き」は、実際に体を動かすものである必要さえない。有志の参加者に前方もしくは後方に動いているように見える星景を見せたり、目を閉じてどちらかの方向に動いていると想像するように指示したりした研究室での実験では、単に動きを連想するだけでも、思考内容の方向を定める効果があった。

さらに、前方への動きが時間の感じかたを歪めることも、研究により示唆されている。たいていの人（少なくとも西洋文化圏の人――地域によっては、あてはまらないこともある）は、過去が背後に、未来が胸のすぐ前にある想像上の時間軸に沿って動いている。ところが、動いているときには、その時間軸が伸び縮みし、過去がさらに遠ざかるような印象を持つことが、複数の実験で示されている。たとえば、有志の参加者にスタート地点（床に貼った粘着テープの線）から別の地点（数メートル先に置いた黒いバケツ）まで歩いてもらってから、過去や未来のできごとをどれくらい遠く感じるかを調べるという、びっくりするほどのローテクで実施された実験もそのひとつだ。[12]

体を前へ動かすと、過去をより遠く感じるようになる。それは重要な意味を持つ。というのも、過去の自分の言動や体験を過剰に分析するループにはまりこみ、しだいに意気消沈していく傾向は、うつ病の大きなリスク要因のひとつになっているからだ。身体的に前へ動くことで、悪い思い出を遠くに置き去りにできれば、そうした傾向に陥るのを避けられるかもしれない。

マーカスのケースがまさにそうだった。「うつ病に苦しんでいる人が『動く気力が出ない』と言うと、じっとしたまま動かずにいたいのだろうと思われる。でも実際には、うつのときには、椅子に縛りつけられているような感じで、そこから逃げ出したいと思っているんだ」とマーカスは言う。「走っていると、自分はいまここにいて、あそこへたどりつける、みたいな感じになる。前へ動くと力が湧いてきて、自分は前進できると思えるんだよ」

言うまでもないが、うつ病にともなう問題のひとつは、「椅子に縛りつけられて」いるときには、走るどころか、そこから抜け出してとにかく動こうとする意欲を見つけるのがきわめて難しいことだ。そのため、少なくとも一部の人のケースでは、そもそも動き出す勢いをつけるための薬物療法が役に立つかもしれない。最近の研究では、随意運動の増加は、抗うつ薬が効きはじめているかどうかを示すよい指標になることがわかっている。[13]

うつ傾向の人の歩きかたがそうでない人とは異なることを示す証拠もある。速度が遅くなり、腕をほとんど振らず、前かがみになって目を床に向ける傾向があるのだ。[14] そうした歩きかたがうつを引き起こすというよりは、その逆の可能性のほうが高そうだが——とはいえ、歩きかたの変化が思考の内容を変えることもわかっている。いくつかの実験では、エネルギーたっぷりの弾むような足どりで歩いた人は、感情を喚起する単語を並べたリストのうち、幸せな単語を記憶する傾向にあった。それに対して、ほとんど弾まずにゆっくり歩くように指示された人は、ネガティブな単語を多く記憶した。これは、本人が「意気消沈した」歩きかたや「楽しげな」歩きかたをしていると自覚していない場合でも同じだった。[15]

興味深いことに、トレイルランナー〔山道や林道などのさまざまな地形を走るトレイルランニングのランナー〕は、ロードランナーのように地面を強く蹴る走りかたではなく、それよりも狭い歩幅で、ゴムまりさながらに弾むように走る。わたしをついに説き伏せ、丘を下って駐車場まで走って戻ることになったときに、マーカスの顔に満面の笑みが浮かんだわけは、そこにあるのかもしれない。「地面が熱い石炭でできていて、その上にあまり長くいたくない、って想像してみて」とマーカスは言った。つまり、跳びはねればいいってこと？　わたしはそう訊いた。「そのとおり！」とマーカスは答えて、わたしの目の前で弾むように丘を下っていった。「100マイル（約160キロ）が終わるころには」とマーカスは肩越しに振り返って大声で言った。「あんまり跳びはねられなくなるかもしれないけどね……」

ひらめきが生まれる状態

ほとんど知られていない事実だが、チャールズ・ダーウィンは成人後の人生をつうじて、体と心の健康に悩まされていた。おそらく、毎日の散歩はその軽減に役立っていただろう。だが、息子のフランシスが書き残した証言によれば、ダーウィンはかならずしもトレイルランナー風に弾むように歩いていたわけでも、1分あたり120拍の心拍数に歩みを同期させていたわけでもなかった。むしろ、あごひげをなでながら思索の小路をのんびり周回し、自分だけの世界に入りこんでいたようだ。

歩きながら（中略）鉄をかぶせた重い杖で地面を叩いていた。そのリズミカルなこつこつという音は、近くに父がいることを物語るおなじみの音になった。[16]

石炭に触れまいと跳びはねる人にはほど遠い。とはいえ、ダーウィンのようなのろのろ歩きにも、こと心に関しては、それはそれで特別かつ重要な効果がある。それはもしかしたら、ダーウィンが過去に前例のないやりかたで地球上の生命を説明する助けになったかもしれない。ダーウィンのように動きながらもの思いにふけると、どんな人でも創造的で独創的なアイデアを思いつきやすくなる可能性を示す証拠が続々と集まっているのだ。

創造的思考はヒト独自のものと主張されがちなスキルのひとつだが、残念ながら、それがやすやすと生まれるのは、ヒトでもごくごく一部にかぎられる——少なくとも、そうした思考をもっともよく活用できるはずの成人期には、とくにそうだ。

この問題の根本は、脳のなかにあるかもしれない。全身が参加するチャットルームを開くときには、主催者たる脳自体もささやかな貢献をする。それは何かと言えば、過去の体験にもとづき、次に起こりそうな事態を予測することだ。このプロセスのおかげで、意思決定がスピードアップし、不意打ちを食らう可能性が低くなる。そのいっぽうで、この予測は、体のほかの部分の発言にもとづいて絶えずアップデートされている。その役割をおもに担っているのが前頭前皮質だ。この脳領域は額の裏側あたりに位置し、論理、思考、衝動を制御している。

スーパーマーケットで側転をしたり、会議で不適切な発言をしたり、赤信号で発進したりしたくなったときには、この脳領域が割って入り、そんなばかなことをしてはいけないと思い出させてくれる。これはあらゆる状況において役に立つ機能で、時間をおおいに節約し、きまりの悪い思いをするかもしれない事態に陥らないようにわたしたちを守ってくれるが、いっぽうでマイナス面もある。いつも同じアイデアが採用されるので、ちょっと軌道を外れてはいるものの、実はうまくいくかもしれない思考が締め出されてしまうのだ。

この領域と脳のほかの領域は、成人初期になるまで完全には接続されない。とどまるところを知らない子どもの創造性と、平均的なティーンエイジャーのすばらしいとは言いがたい衝動制御力は、それで説明がつくだろう。だが、ひとたび接続が完成すると、この脳領域はいわば常識の「枠組み」として機能し、それにとらわれない思考はいっそう難しくなる。

とはいえ、難しいが、不可能ではない。前頭前皮質の活動を一時的に抑制（前頭葉機能低下と呼ばれる状態）するものはたくさんある――そして、その多くに体の動きが絡んでいる。

この点で、わたしたちに味方してくれることがひとつある。自分の力で、快適に感じるペースで動いていると、きまって前頭前皮質の活性が一時的に低下するのだ。これはおそらく、脳が「思考」にまわしていた血流を動きやナビゲーションに関する回路へ再配分するせいだろう。前頭前皮質の仕事は、思考や記憶の数を絞りこみ、もっとも合理的で明白なものをあぶり出すことにある。そのため、その「枠組み」を少しゆるめれば、心が制約を受けずに自由にさまよえるようになる。うまくいけば、チャットルームの司会者が割って入って反対する前に、それまでにない結びつきがはっきりとしたかたちになるかもしれない。前頭前皮質のフィルターを弱めれば、より幅広い選択肢――別の状況なら検討していなかったかもしれないアイデアに手が届くようになるわけだ。

前頭前皮質のもうひとつの仕事が、わたしたちの注意を特定の目標に向け、解決策を考えているあいだ、その目標に注意をとどめておくことだ。オランダの社会心理学者アプ・ダイクステルハウスの研究によれば、問題の種類によっては、目標に注意を向けるそうした意識的で直線的な思考は、決断を下すための手段としてはむしろ最悪の方法になるという。[17] 意識的思考には、作業記憶《ワーキングメモリ》が使われる。作業記憶は情報を書きとめる心のメモ帳のようなもので、わたしたちはそれを参考にして結論を導き出す。このスキルは前頭前皮質に大きく頼っているが、そこにはひとつの落とし穴がある。作業記憶は、およそ5個（プラスマイナス2個）の情報に制限されるのだ。それ以上になると、脈絡が失われはじめる。

ダイクステルハウスによれば、問題の「可変部分」が——ダーウィンの取り組んでいた問題のように——作業記憶で処理できる数よりも多い場合は、意識的思考をすっかり手放してしまうほうが実際にはうまくいくという。それについて、ダイクステルハウスは「無意識的思考説」のなかで、問題をめぐる思考から意識をそらせば、無意識のプロセスがかわりに問題を処理できるようになると説明している。そして、この種の思考は作業記憶の「スロット」〔限られた情報を保存する枠〕数の制約を受けないので、いついかなるときでも、はるかに多くの要素を考慮に入れられる。そして、解決策がひとりでに浮上すると、その答えがいきなり意識のなかに飛びこんでくる。それが創造的瞬間——俗に言う「ひらめき」の瞬間というわけだ。

ダイクステルハウスはいくつかの実験のなかで、複数の異なるアパートの細部を参加者に吟味させた。それぞれのアパートには、多くの長所と短所がある。片方のグループでは、3分のあいだ気をそらせてから最終的な決断をしてもらい、別のグループにはすぐに選ぶように指示した。その結果、3分のあいだ気をそらせていた人たちのほうが、すぐに問題に取り組んだグループよりもよい選択をした[18]。

無意識の思考のほうが直接的な思考よりも効果があるとする説には、誰もが納得しているわけではない。それどころか、そもそも無意識の思考が存在することさえ信じていない人もいる――無意識の思考の問題は、そうした思考の最中にはその存在が自覚されていないため、測定するのが難しい点にある。だが、原因がなんであれ、短期的な前頭葉機能低下には、抑うつ的反芻からの息抜きを提供するだけでなく、ごく普通の解決策よりも突飛な思考を優先させることにより創造力を高める効果があるようで、それについてはたしかな証拠が存在する。それがわかっているのは、カンザス大学で実施された実験のおかげだ。この実験では、ごく普通の日用品の新しい使いかたを考えるように実験参加者に指示した。その際、経頭蓋直流電気刺激（ｔＤＣＳ）と呼ばれるタイプの脳刺激法により前頭前皮質の活動を一時的に停止させると、思いつく創造的な提案の数が2倍に増えることがわかった。思考を絞りこむ前頭葉の「枠組み」を取り払ったときには、アイデアを思いつく速さも大幅に上昇した[19]。

２０１６年のカンザス訪問で、わたしはこの実験を自分の体で試してみることができた。研究主任のエヴァンゲリア・クリシキューがわたしの脳をｔＤＣＳの機械につなぎ、さらにその機械を9ボルト電池につないだ途端、わたしは自分の注意が近くでも遠くでもないところへさまよいだすのを感じた。その後、さまざまな日用品を見せられると、新しい使いかたが難なく思い浮かんだ。ダーツボードは、もちろん足ふきマットとして使える。ボードの金属のでこぼこは、靴から泥をこそげ落とすのにうってつけではないか。それに、ベルベットの巾着袋のなかに鼻をかむほうが、ティッシュを使うよりもずっと衛生的だ。この意見には、誰もが同意してくれるにちがいない。[20]

とはいえ、この手の創造力の高まりを経験したいのなら、わざわざ9ボルト電池につながれるまでもない。スタンフォード大学の研究チームが実施した最近の研究では、100年以上前にダーウィンが偶然手に入れたものが裏づけられた——歩くだけでも、ほとんど同じ効果が得られるのだ。[21]この一連の研究でも、ごく普通のさまざまな日用品の意外な使いかたを参加者に考えてもらった。参加者はあるときには座りながら、別のときには歩きながら考えた。また、座っている時間と室内での歩行を組みあわせたり、屋外を散歩してもらったりしたケースもある。その結果、座っている場合と比べて、歩いているときには、日用品の創造的な使いかたを思いつく能力が最大60％高くなることがわかった。まず歩き、そのあとに座った場合は、歩行の効果が座っている時間にまで波及し、歩行後にも短期的に創造性が高まった。「ブレインストーミングの前に散歩をすれば、パフォーマンス向上の効果があるはずだ」と研究チームはまとめている。

この研究にかぎって言えば、どこを歩くかは関係なかった。まっさらな壁を眺めながらルームランナーの上を歩いても、屋外の散歩と同じくらいの効果が得られた。ただし、それとは反対のことを示す証拠もある——それによれば、緑のある場所で時間を過ごすと、効果がさらに大きくなるという。[22] 別の研究では、自然のなかで過ごす時間が注意力の「リセットボタン」として機能することが示唆されている。だが、どこを歩くにせよ、なによりも大切なのは、適切な精神状態になることだ。そしてどうやら、心地のよいペースで歩くのんびりした散歩は、その状態に達するためのもっとも手軽で効果的な方法のようだ。

だとすれば、世界の偉大な頭脳たちが人類の難局の新たな解決策を考える際に、丘や谷を歩きまわるよりもデスクで背を丸めている時間のほうが長い現状は気がかりだ。そして、ごくありふれた平均的な頭脳の持ち主を見ても、昨今では、純粋に歩くことだけを目的とした散歩をする人はほとんどいない（最近の調査によれば17％で、おそらく散歩する以外に選択肢はないであろう、犬を散歩させる人も含まれる）。[23] そのいっぽうで、とある経済学者のグループは、創造的なアイデアが時代とともに枯渇しつつあると警鐘を鳴らしている。これは偶然の一致だろうか？ そうかもしれない。だが、調べてみる価値のある問題のように思える。米国を拠点とする非営利組織である全米経済研究所の調査報告書では、ここ数十年で研究活動が年々増えているにもかかわらず、研究から得られる成果は減少していると指摘されている。[24]

まだ完全にできあがっていない小さな前頭前皮質のおかげで、本来なら地球上でもっとも創造性にあふれた生きものであるはずの子どもたちでさえ、その鋭敏さを失いつつあるようだ。２０１１年、ヴァージニア州ウィリアムズバーグにあるウィリアム・アンド・メアリー大学の心理学者キュン・ヒ・キムは、標準的な創造性テストのスコアを１９９０年代と２０００年代で比較した。結果は衝撃だった。その期間に、とりわけ低年齢の子どもでスコアが大幅に低下していたのだ。同じ研究のさらに最近のデータでは、以来、その傾向がいっそう悪化していることが示唆されている。キムはおもな原因として、テスト偏重の現代の教育を挙げている。とはいえ、運動が精神の創造性を高める可能性を示す知見と、個人の行動のほうが教育政策よりも変わりやすいことを考えれば、現代のライフスタイルも関係しているだろう。その点はキムも認めている。

「座りがちなライフスタイルの広がりは、創造的思考が衰退している一因です」とキムはメールで説明し、テレビ視聴やスクリーンベースのゲームなどの受動的な遊びが増え、それと引き換えに能動的な遊びが減っている状況が、家庭でも学校でも深刻な問題になっていると指摘した。

キムの見解によれば、どんな種類の活動をするかは、かならずしも問題ではないという。歩くのでも走るのでも、体を使って物語を演じるのでもいい。とにかく動きまわることが、座っているだけではけっして起こりえないかたちでアイデアを育んでくれるのだ。「創造的思考は、身体的活動に刺激されます。それは歩くのでも、走るのでも、能動的な遊びでも同じです」とキムは言う。

だとすれば、想像力の劣化を食い止めたいのなら、可能であればことあるごとに立ち上がり、自分にとって心地よいスピードで前方へ動くことが効果的な方法のひとつになるはずだ。身体的に歩行が不可能な人や、サイクリングやカヌーを好む人なら、歩行とは別の方法をとっても、それが自分にとって動いていることを忘れて心をさまよわせられるくらい無理のない方法であれば、少なくともある程度の効果は得られる。欲を言えば、なじみのある場所をひとりで進むのが理想だ。そうすれば、思考のスイッチがオフになり、心が遠くへ漂い、ぴかぴかの新しいアイデアを連れて戻ってきてくれる。本当にそれくらい簡単なのだ。

いや、たいていの場合は、と言っておこう。そこには落とし穴もある。前頭葉の機能が低下している最中のもの思いで浮かぶアイデアの質は、そもそもそこに何があるかに大きく左右される。つまり、もの思いにふける人の経験と記憶に依存しているということだ。記憶は脳全体に広く散らばるネットワークに保存されている（さらに、体にも保存されていると主張する人もいる）。そのおかげで、あるひとつの思考をきっかけに、ドミノ倒しのように別の思考が即座に呼び起こされる。人生経験は人によってまったく異なるので、記憶のネットワークもそれぞれに異なる。そこにこそ利点があると、スタンフォード大学の研究チームは述べている。フィルターを一時的にオフにしているかぎり、ひとりひとりが独自の知識と記憶のネットワークを活用し、発想を刺激できるのだ。そして、「ひらめき」の瞬間が訪れると、まったく無関係に思えていたものが唐突に結びつく。その結びつきは火を見るよりも明らかで、それまで誰も思いつかなかったのが信じられないほどだ。でも、きっと誰にも思いつけなかっただろう。なぜなら、誰ひとりとしてあなたと同じ人はいないからだ。

創造的な解決策を必要とする問題は世界中にあふれている。気候変動、飢饉、戦争、世界規模の感染症流行、高齢化、人口減少、資源の枯渇など、数え上げればきりがない。人類が真剣に取り組むべき問題は山ほどある。

ここで重要なのは、ダーウィンの子孫たちが一日のほとんどをじっと座ったまま、目の前のスクリーンを見て過ごしていたら、みずからの精神の深みを探るのが難しくなってしまうことだ。さらに、歩調と心拍の同期から生まれる気分向上効果、骨から分泌されるホルモンの記憶維持力、そして体を使って空間を前方に移動するときの精神面の利点も加味すれば、突如としてこんな疑いがわいてくる——じっと座って考えるスタイルは、思考という仕事をこなすには最悪の方法なのではないか。

動きかた：2本の足で

・**ちょうどいい速さで**——1分あたり120歩（毎秒2歩）というきびきびしたペースで歩くと、歩調が心拍と同期し、脳への血流が増加する。その増加量はわずかだが、大きな意味を持ち、運動をすると気分がよくなる現象に寄与している可能性もある。

・**前方へ進む**——心のなかで空間を前方へ移動すると、思考が未来へ向かい、抑うつ的反芻から離れられるいっぽうで、過去が遠く感じられるようになることが心理学研究で示されている。2本の足でも、ふたつの車輪でも、ほかの方法でもいい。とにかく動き出そう。

・**思考をさまよわせる**——無理のないペースで歩いたり走ったりすると、「思考する」脳領域の活動が低下し、心がさまよいはじめ、それにより創造力と問題解決力が高まる。ミーティングの前にすれば、精神のはたらきが向上する。

・**重力に逆らう**——骨に体重をかけるとオステオカルシンの分泌が刺激され、このホルモンにより記憶力が高まる。老後の脳の機能を守ってくれる可能性もある。バックパックを背負って、重さ（とおやつ）をプラスしてもいいかもしれない。

第3章 心のバネを鍛え、自信を高める動き

身体的な強さは、その生物が持つ機能総量のあらわれである。

——ジーン・バレット・ホロウェイ

筋力の向上が不安を軽減する

テリー・クワズニックが生まれてこのかたトレーニングを積んできたのは、この瞬間のためだった。3歳で体操をはじめ、ブレイクダンス、武術、パルクール〔移動能力の向上などをつうじて心身の成長を目指す運動〕を経て、夢を実現した二十代と三十代には、まずロンドンのウエストエンドのショーで、そのあとは〈シルク・ドゥ・ソレイユ〉で曲芸師を務めた。そのすべてが、時速60キロあまりで走らせていた原付自転車の目の前に車が突っこんできたときに一瞬で終わっていてもおか

しくなかった。幸運にも、何をするべきか、彼にははっきりわかっていた。正確に言えば、少なくとも彼の体にはわかっていた。

「体に言われたみたいでした。『できるだろう、そこからどくんだ、テリー』ってね」とクワズニックは言う。「とにかく、わかったんです……『宙返りをしなきゃ』って」。だから、そうした。原付を跳躍台がわりに宙へ躍り出て車を跳び越え、転がるように背中で着地して、さっと立ち上がった。10メートル向こうに、原付の残骸があった。そこにいたってようやく頭が追いついた。「うしろを振り返って、また座りこみました。なんてこった、何が起きたんだ、って感じで」

クワズニックは軽い脳震盪と肋軟骨損傷、傷だらけの膝でその事故を切り抜けたが、そもそも生きていることが奇跡だった。皮肉な話だが、事故現場になったロサンゼルスにはその直前に引っ越したばかりで、転居の理由はスタントマンとしての仕事を見つけるためだった。「よく考えるんですよ、あのとき、無意識のうちにスタントを求めていたのかな、って」とクワズニックは笑う。

クワズニックは熟練の動きのエキスパートと言ってもいいだろう。だが、車を跳び越える曲芸師にしても、不死身ではないごく普通の人間にしても、もしものときに備えて、命を救ってくれる強さと敏捷性をズボンのうしろポケットにしまっておく利点は山ほどある。厄介な状況から逃れるための身体的スキルを身につけていれば、人生の闘いのなかで自覚できる精神力や感情の回復力に大きな違いが生まれる。心理学研究ではしばらく前から、それを裏づける科学的証拠が続々と集まっている。つまり、体の達人になれば、心の達人にもなれるかもしれないということだ。

そうした研究は、古くは１９８８年までさかのぼる。十代の少女を対象にした研究では、12週間にわたるトレーニングで身体的な強さを40％向上させたところ、「人生における全般的な自己効力」に関する自信が大きくなった。また、身体的な衝突のまったく絡まない社会的軋轢を解決する能力も向上した。この研究論文の筆頭著者で、ウェイトリフティング愛好家でもあるジーン・バレット・ホロウェイは、「本来の潜在能力よりも低水準の体力を示す女性たち」が、その結果として精神面と感情面の副次的効果を手に入れそこなっていることを嘆いている。[1]

その後の30年ほどで、女性は身体的な強さの点で男性に追いつきはじめたが、そのよいニュースに水を差しているのが、男性が着実に弱くなっているという事実だ。２０１６年のある研究では、１９８５年の20歳から35歳までの学生の握力を、現在の同数の男性のそれと比較した。１９８０年代の男性の握力が１１７ポンド（約53キロ）だったのに対し、ミレニアル世代の男性は98ポンド（約44キロ）という貧弱さだった。[2]

その後の世代では、さらに事態が悪化しているようだ。イギリスの学童を対象にした最近の調査では、10歳の子の体力が以前よりも大幅に低下し、１９９８年以降、筋力が20％、筋持久力が30％低下していることが明らかになった。[3] そのうえ、そうした体力の低下は年ごとに加速しており、２００８年以降はその傾向がさらにスピードアップしている。それほど驚きでもないが、その元凶はおもに、座る時間が長すぎ、体重をかける運動がとうてい足りていないことにある。同じ傾向は、欧州全域や米国でも見られる。

これは心配の種になっている。身体的な強さは、さまざまな理由でありがたいものだ。まず、より健康で長い人生と結びついている。数十年にわたって対象者を追跡した研究では、筋力が弱いと、脂肪が多すぎるかどうかや有酸素運動の量に関係なく、あらゆる死因で死亡率が高くなることがわかっている。

また、体の強さと健康な脳にも関連性がある。双生児を対象とした10年にわたる研究では、中年期に体力が高いほど、10年後の灰白質が多いだけでなく、記憶力が高く、頭の回転も速いことが示されている。また、握力（全体的な筋力を示す指標）と海馬の健康の結びつきも明らかになった。

おそらくさらに重要なのは、体力が気持ちに影響することだろう。バレット・ホロウェイの初期の研究以来、体力トレーニングにより人生の掌握感が大幅に高まり、自己評価が向上し、身体的・感情的な問題に対処できるという気持ちが促進されることは、疑う余地がないほどはっきり実証されてきた。[4]

意識をめぐる哲学をちょっとかじってみると、その理由を説明できそうなものが見つかる。神経学者で哲学者のアントニオ・ダマシオによれば、わたしたちの自己意識――いまこの瞬間に、この体で、この人生を送っているひとりの「わたし」が存在しているという感覚――は、自分の体で対処できることをめぐる暗黙の評価にかたく根ざしているという。

その理由は、これまで見てきたように、体の組織がけっして黙りこまないことにある。わたしたちの体の組織は、後部座席に座った子どもよろしく絶えずおしゃべりをしながら、別の組織や脳とのあいだで情報を行き来させ、体内がどうなっているかについてコメントを発している。運動の威力の一部は、そのコメントを瞬間的に変化させ、わたしたちの考えかたや感じかたに即効的な影響を与えられる点にある。だが、その影響がさらに深いところにまで作用する可能性もある。筋肉と骨を強化する動きは、どんなものであれ、長期的な組織のコメント内容を変化させうる。体を強くする動きをすれば、自分は何者か、人生で何を達成できるのかといった感覚を劇的に変えられるかもしれない。

　そうした自己評価は、生体活動を安全で生存可能な範囲に保っている無数の生理的ダイヤルをそのときどきで調節することから生じている。恒常性維持《ホメオスタシス》と呼ばれるこのプロセスの基本要素は三つある。血中に分泌されるホルモン、臓器間を行き来する神経信号、そして筋肉や骨などの組織から来る身体的なフィードバックだ。

　このシステムの一角をなしているのが、ダマシオが体の「筋骨格の部署」と呼ぶものだ。この部署の仕事は、筋肉や骨などの動きに関わる身体部位の状態について、脳に最新情報を提供することにある。「たとえ活動的な動きがなされていないときでさえ、脳は筋骨格器官の状態を知らされている」（『意識と自己』田中三彦訳、講談社）とダマシオは書いている。[5]

　わたしたちの目が世界に向けて開かれた窓であるなら、わたしたちの肉と骨は、脳に送られた情報をもとに、自分の生存確率を高める行動をとれるようにするための乗りものと言える。危険を承知でこの比喩にひねりを加えると、万能の精神による運転に身をゆだねる受け身の乗りものというよりは、むしろ1980年代の懐かしのテレビ番組『ナイトライダー』に登場する、ミッション成功率をひたすら話し続ける人工知能車〈K．I．T．T．〉のような、おしゃべりな乗りものに近い。そう考えれば、自分専用の乗りものがきしんでいるのか錆びているのか、あるいは道路の次の障害を乗り越えるためにターボを全開にする準備ができているか否かによって、わたしたちの感じかたが大きく影響されるのは当然だろう。

体力が落ちるにまかせていたら、「筋骨格」部署はこんなメッセージを発するようになる――こわばっている、弱っている、もっとがんばれたはずなのに。そして、心理学者のルイーズ・バレットが述べているように、そうした読み出しデータが「この世界で体に達成できること」をめぐる知覚に直接流れこむのなら、座りがちのライフスタイルがうつ病や自己評価の低さと結びついているとしても、さして不思議ではないはずだ。[6]

ありがたいことに、この乗りものはいつでもアップグレードできる。体重を支える筋肉や骨などの組織の能力を増強する効果は、人生のあらゆることをうまくこなせるというたしかな実感として内面的にあらわれるだけでなく、外面的にも表出する。姿勢や行動として、自信を伝える明確なメッセージが発せられるのだ。そうした姿勢の変化は、心と体のループが果てしなく続くことを証明するかのように、また精神状態へとフィードバックされる。

デンマークのオーフス大学の神経学者で、内受容感覚――体の発するメッセージが精神に影響する仕組み――を研究するミカ・アレンは、クライミングで体力が増したおかげで、予想外の副次的効果が人生と仕事に波及した自身の経験を話してくれた。「クライミングというものは、動きはじめた時点では、そのルートで上まで行って戻ってくるだけの体力が自分にあるかどうかなんて、まったくわからないんです」。だが、クライミングが上達するにつれて、人生のほかの場面でも、もっとできるという感覚がじわじわ強まっていると実感するようになった。「以前なら、誰かに会うときには、もっとたやすくおじけづいたり、神経質になったりしていました」とアレンは語る。「でも、自分の体にはこんなことができるんだという、そこはかとない自信のようなものが――まったくの主観ですが――まちがいなく効果を発揮したんです」

アレンの直感が正しいことを示す証拠もある。身体的な活動を多くする人ほど、自分の人生の掌握感を測定する「全般的な自己効力感」スケールのスコアが高いことが、研究により裏づけられている。この効果は、健康な成人でも子どもでも青年期の若者でも同様に見られる。また、さまざまな形式の運動を比較した研究では、有酸素運動やバランスもしくは柔軟性に重点を置く種類のエクササイズよりも、筋力トレーニングのほうが自己評価に速く、かつ大きく影響を及ぼすことがわかっている。

自分に能力があり、主導権を握っているという感覚は、言うまでもなく、不安感の対極にある。不安というものを、ひどい恐怖を抱きながら生きることだと考えるのは、ありがちな誤解だ。たいていの場合（これは自分の経験からも言えるのだが）、むしろ人生の不確かさが底流にあり、そこから生まれる問題に自分は対処できるだろうかという気持ちのほうが大きい。不安症の治療法として体重負荷運動を用いた研究では、筋力が向上すれば、苦悶の少なくとも一部が消え、自尊心が高まるいっぽうで、不安の症状が軽減されて睡眠が改善されることがわかっている。

うつ病の場合も同じで、心を支配している感情はかならずしも悲しみではなく、腹の底から湧き出て広がる「わたしには、どうしても、できない」という気持ちであるケースのほうが多い。ウェイトトレーニングがそうした重荷を文字どおり軽くしてくれることは、いくつもの研究で一貫して示されている。おそらく、筋力トレーニングには、体内のフィードバックを「ダメ」から「試してみよう……」に変える効果があるのだろう。それにより、自分の体が人生の試練に対処できるという自信が生まれ、「思考」にとらわれていた心がひと息つけるようになるのかもしれない。

そこから、ひとつの重要な疑問が生じる。現代社会における不安症やうつ病の広がりと、体力のない人の増加とのあいだには、なんらかのつながりがあるのだろうか？　この疑問を科学的に詳しく検証した人はまだいないので、たしかなことを言うのは難しい。だが、座りがちのライフスタイルが不安につながること、そして筋力トレーニングが自己評価と精神疾患の症状の両方を改善することを示す証拠を踏まえれば、つながりがある可能性は高く、調査の機は熟しているように思える。西洋社会で生きる人たちは、数十年をかけて、みずからを檻のなかの甘やかされた動物に変えてきた。そのせいで、いまのわたしたちは、自分の体が人生の難問に立ち向かえるとはもはや確信できなくなっているのではないか。それはじゅうぶんにありうる話だ。要するに、メンタルヘルスの悪化は、ソファとスーパーマーケットのある快適な生活と引き換えに、わたしたちが支払っている代償の一部なのかもしれない。

さらに、そうした快適な生活は、多くの人の気持ちを沈みがちにして、うつ病ほど深刻ではないにしても、同じように日々の暮らしを灰色に染めている可能性がある。ダマシオによれば、体の発する無意識のメッセージは、自己の基礎となるだけでなく、意識の底流のようなものもかたちづくり、それがほかのあらゆるできごとに対する気分を決めているという。[7] その「背景的感情」は、ダマシオいわく、映画のサウンドトラックのように機能する。自分でも正体のよくわからない理由から、幸せや悲しみ、希望、緊張をわたしたちに感じさせる力を持っているのだ。

それならば、背景的感情の旋律を変えることができれば、わたしたちの感じかたも変えられると考えるのは理にかなっているだろう。ひょっとしたら、体を鍛えれば、BGMをサイコスリラーの不吉に歪んだ音楽から、スーパーヒーローものの心躍るハーモニーに変えられるかもしれない。

真のフィットネスとは？

ジェローム・ラットーニの人生の背景には、どんな音楽が流れているのだろうか。たしかなところはわからないが、わたしの予想では、パワフルでアップビートの音楽にちがいない。

わたしはいま、ロンドン東のハックニーにある、鉄橋にもぐりこむように立つ小さなジムに来ている。20人ほどのフィットネス・インストラクター全員が、口をぽかんと開けた称賛の表情でラットーニを見ている。ラットーニはついさきほど、ぴょんと立ち上がって、頭上30センチあまりの高さにあるバーを握ったばかりだ。ややあって、見たところなんの苦労もせずに、バーがウエストの位置に来るまで全身を引き上げた。そして、仕上げとばかりにバーにひらりと跳び乗り、てっぺんでしゃがんで、両肘をなにげなく両膝に置き、下方にいるわたしたちに向かってにやりと笑った。

「懸垂のポイントは、なんだと思う？」とラットーニは問う。インストラクターたちとわたしはもごもごと、上半身の筋力がどうのこうのとつぶやく。

「違う」とラットーニは言い、床に跳び下りてわたしたちに歩み寄る。「懸垂のポイントは、何かのてっぺんまで引き上げることだ。でなければ、なんだってわざわざそんなことをしようとする？上にのぼって、また下りる。下にずっといたっていいのに」

その無表情の話しぶりとフランス風のアクセントは、いかにもフランス人らしい肩のすくめかたや目のきらめきとあいまって、たいていの人がジムでしている行為の無益さを鋭くえぐっている。だがそれにとどまらず、筋力トレーニングを体と心の両面でもっと効果的なものに、そしてはるかに楽しいものにする方法をそれとなく伝えてもいる。

ラットーニは、人間の自然な動きかたを重視するフィットネス・トレーニング・システム〈ムーヴナット（MovNat）〉〔Natural Movement（自然な動き）を縮めた名称〕の熟練インストラクターだ。同じくフランス人のエルワン・ル・コーが２００８年に考案したムーヴナットの狙いは、森林浴とパルクールを足して2で割ったようなワークアウトをつうじて、登る、跳ぶ、バランスをとる、泳ぐ、走る、持ち上げる、運ぶなど、人類の祖先がしていたと思われる動きを自然環境のなかで実践し、体力をつけることにある。そのすばらしき新世界では、真のフィットネスとは、ウェイトを持ち上げて立派な筋肉をつけたり、自己最高のタイムで走ったりすることではない。人間は自分も動物であるのを忘れがちだが、本来の姿である動物のように動けるだけの強さと敏捷さを備えた体をつくることが、ムーヴナットの言う真のフィットネスなのだ。そのスキルを身につけたら、わたしたちは自由自在に、そして自信たっぷりに世界を歩きまわり、危険を押しのけ、障害を跳び越え、ストレスにさらされても笑いとばせるはず——それがムーヴナットの理論だ。

なにやら、よさそうではないか。そして、これは疑いの余地のないところだが、ラットーニに連れられて行ったハックニー・パークで、わたしたちが地面を這う技の練習をして地元の犬たちを喜ばせているところにトラが現れたとしたら、生きて帰れるのはラットーニただひとりだろう。自然な動きを鍛える週末の集中トレーニングの場で、ラットーニは重い荷物を背に木々を縫って軽快に進み、障害物を跳び越えながら一目散に逃げる方法を実演してみせた。「跳躍というのは」とまったくの真顔で彼は言う。「要は、何かに行く手を塞がれているところを走っているだけだ」

ル・コーの発想の源は、１９００年代はじめにフランスの海軍将校ジョルジュ・エベルの開発したトレーニング・システムにある。旅先で目にした先住民族の狩人たちの力強さと敏捷さに感銘を受けたエベルは、人間のありとあらゆる自然な動きに熟達することを基礎とした新たな様式のフィジカル・トレーニングを海軍の新兵訓練に採り入れた。エベルのシステムは第一次世界大戦の直後に廃れ、数十年のあいだ忘れ去られていたが、最近になってから、ル・コーのような自然な動きの信奉者や、都市環境で同様の動きを実践するパルクールの先駆者たちのおかげで復活を遂げている。

エベルにとって、強さとは、単なる怪力以上のもの——緊急時にただちに行動を起こせる体を持つという、ひとつの道徳的責任だった。エベルの決まり文句は、「役に立つ強さを身につけろ」。走ったり、登ったり、跳んだり、泳いだりして安全な場所へたどりつけないのなら、そして正確に狙いをつけて投げられないのなら、自分自身の、もっと言えばほかの誰かの面倒を見るに足る真の能力はない、というわけだ。

テリー・クワズニックもまったく同意見だ。ドラマチックに車を跳び越えていないときの彼は、自分の時間の大部分を使って、地元のカリフォルニア州オーハイで重力に逆らう宙返りやアクロバティックな技を子どもたちに教えている。子どもたちはたいていスリルを求めて来るが、強く敏捷な体が危急のときに役立つ道具になるのだと知ってもらうことも、クワズニックの狙いのひとつだ。「子どもたちをこわがらせたくはないんですが、でも、それはカリフォルニアの現実でもあるんです。地震もあるし！　たしかに、僕たちがしているのはかっこいい技なんですが、実際に学んでいるのは、体をうまく使って環境に適応して、逃げたり、切り抜けたり、助けたりする方法なんです。僕に言わせれば、それが本質です」

精神への影響という点で、命を守るための自然な動きをそのほかの体力強化手法と比較した研究は、まだあまり多くない。とりわけ、作業記憶の向上に注目した研究はほとんどない——興味深いことに、作業記憶は不安症でもうつ病でも損なわれる能力だ。[8] とはいえ、体の強化が、自分は生存に必要なスキルを持っているのだと心に言い聞かせる近道になるのなら、人間が野生だったころにしていたはずの動きを身につけるのは、なかなか悪くない方法だろう。

いずれにしても、ジムに行くよりもずっと楽しい。たしかに、公園を這いまわっているとちょっとばかみたいな気分にはなるが、這い歩きのようなスキルは多くの筋群をいちどに使うので、体をねじって不自然な体勢をとっていちどの動きで少数の筋肉を鍛えるよりも大きな効果を得られる可能性が高い。午前中を四つん這いで過ごしたあとは、体のあちらこちらの、こんなところに腹筋があるとは思いもよらなかった場所が痛んだ。この動きに「ロコ・プランク」〔プランクとは、うつ伏せの状態で前腕と肘を床につけた姿勢を保つエクササイズ。「ロコ・プランク」は移動プランクの意〕みたいな名前をつければ、もっと多くの人が這い歩きをするようになるのではないかと、ラットーニに提案してみた。「ダメダメ」とラットーニは言いながら、そのアイデアを手で振り払った。「ちゃんと理解して、這わないといけないからね」

ムーヴナットやクライミング、泥まみれの障害物競走などの流行は、世の人たちが従来のエクササイズに注いできた愛情が冷め、自然の意図したやりかたで体を鍛えることに関心を向けはじめた兆しかもしれない。イギリスで大流行しているワイルドスイミング――湖、川、海などの野外でするスイミング――も、自然な動きに対する欲求を示すもうひとつの兆候だ。この熱狂のきっかけは、環境保護主義者のロジャー・ディーキンによる驚きのベストセラー『イギリスを泳ぎまくる』

（1999年／邦訳版は亜紀書房より2008年刊）だった。この本は刊行以来、50万人の英国人を説き伏せ、冷たい野外の水に浸かるのは絶対確実な幸福への道なのだと納得させてきた。それでメンタルヘルスが改善したという体験談はそこらじゅうにあふれているし、いくつかの興味深い研究では、冷たい水がストレス系をリセットして落ちついた状態に戻す仕組みが探られている。[9] 暫定的なものではあるが、冷たい水に体をさらすと、脳を守る「低温ショックタンパク質」が血中に分泌され、認知症の進行を遅らせる可能性があることを示唆する研究結果も出ている。

どのようなメカニズムであれ、ワイルドスイミングや自然な動きを重視するそのほかの様式のエクササイズには、健康な体と六つに割れた腹筋をめざすジムでの運動以上とは言わないまでも、同じくらいの効果があることは疑いようがない。ラットーニは筋骨隆々というわけではないが、すばらしい体型なのはたしかだ。本人によれば、自然な動きだけでその体型を手に入れたとは信じてもらえないこともままあるという。「みんな、そのへんで木にしがみつくだけだろうと思っている」とラットーニは笑う。「でも、身も心も打ちこめば、ムーヴナットには、ものすごい威力があるんです」

眠っている予備の力

水泳にしろ、岩を運ぶにしろ、岩に登るにしろ、どんな方法で強い体を手に入れるにしても、言うまでもない疑問は、いったいなぜ身体的な強さが精神の弾力性《レジリエンス》につながるのか、という問題だ。その正確なメカニズムをつきとめるのは、なかなか難しい。その一因は、人間のウェイトリフティングに相当する運動をマウスやラットで実験するのは簡単ではないことにある。齧歯類《げっし》のエクササイズは、回し車を走らせるケースが多い。そのため、有酸素運動と筋力トレーニングを切り離すのが難しいのだ。また、ラットやマウスの精神は人間のものと同じではないという事情もある。したがって、観察されたメンタルヘルス上の効果が人間と同じ仕組みで得られたものかどうかを見極めるのは容易ではない。

とはいえ、人間を対象にした研究では、精神面での効果を生んでいるのは、かならずしも太い上腕二頭筋や六つに割れた腹筋をつくるプロセスではないことが示唆されている。心の健康と身体的な強さに関する50件近い研究を調べた最近の分析では、ウェイトトレーニングのあとに見られる不安やうつの症状の改善は、筋肉のサイズに有意な変化があったか否かに関係ないことがわかった。[10]

この結果は一見すると、身体的な強さが内面も強くするという説を吹き飛ばすものに思える。だが実のところ、単純な厳然たる事実で説明がつく。自己啓発ポスターのような物言いはあまりしたくないが——あなたはもともと、自分が思っているよりも強いのだ。

そう言えるのは、筋肉が潜在的に持っている力を100%使うことはまずないからだ。力の何割かは、わたしたちが筋肉にかかる負荷を見誤ったときのバックアップとして、普段は使わずに残されている。そんなわけで、ウェイトリフティングをはじめてすぐに起きる現象は、筋肉のタンパク繊維の増加とはなんの関係もない。実際には、体が賢明さを発揮し、もともと持っていた予備の力を出しただけなのだ。重いウェイトを持ち上げる——あるいは、単に自分の体重を支える——のに慣れてきたら、この天然のブレーキがわずかにゆるみ、眠っていた力が少しだけ解放される。そのいっぽうで、脊髄を経由して筋肉と脳を結ぶ運動ニューロンが筋肉内で広がりはじめ、いちどに接続できる繊維の数が増え、ひいては1回の筋収縮でより大きな力を生み出せるようになる。テクニックの上達から来る好影響に加えて、そうした初期の変化が、外側からどう見えるかに関係なく、内側で効果を発揮することもある。

ネコのように

さらに、力強さを構成する要素は、もの言わぬ筋肉だけではない。懸垂をしていたジェローム・ラットーニをひらりと跳ね上がらせ、バレエダンサーの跳躍や回転を助け、忍者の物音ひとつたてない着地を可能にするたぐいの力には、結合組織もおおいに関わっている。そのうちのひとつが、筋肉を骨と筋膜につなぐ腱だ。腱は強力だが弾力のあるタイプの組織で、筋肉のなかや周囲を縫うように走っている。

筋収縮を動きに変換する腱は、必要に応じてさらに力を追加する弾力性も備えている。それがよくわかるふたつの例が、跳躍とバネのような突発的な動きだ。カンガルーやガゼルがぴょんぴょん跳びはねられるのは、貧相としか言いようがない脚についた筋肉ではなく、結合組織、とりわけバネのような腱の弾力性のおかげだ。筋膜を調べた研究はあまり多くないが、いくつかの証拠では、筋膜も体の一領域から別の領域へと力を伝え、瞬発力をさらに高めている可能性が示されている。

わたしたちの肩にある結合組織の弾力性は、ヒトを動物界随一の投手にしているものでもある。腕を振りかぶってうしろに引くと、靭帯と腱がゴムバンドのように緊張する。ウエストをひねり、手首を曲げると、さらに力がたまり――ドカン！――解放される。[11] この肩の設計は、ヒトを自分よりもはるかに大きくて強い動物でも倒す優れたハンターにしただけでなく、一説によれば、先を見越して考える能力にも寄与したという。というのも、石や槍を投げて狩りをするためには、単なる馬鹿力だけでなく、投擲物が的にあたる時点で獲物がどこにいるかを予測する能力も求められるからだ。ついでに、わたしの経験から言えば、ボールや棒を力いっぱい投げるという行為は、とりわけ狙った的にあたる満足感が追加される場合には、怒りやストレスを解き放つ最高の方法になる。

筋膜の瞬発力を示すこれ以上ないほど印象的な実例を、わたしは2002年のカイリー・ミノーグのコンサートで目撃した。「コンファイド・イン・ミー」の演奏中のことだ。そのとき、カイリーはセクシーかつ親身な警官の役を演じ、われらが友人のテリー・クワズニック――当時は曲芸師としてステージに立っていた――が、ほれぼれする腹筋を持つ態度の悪い不良の若者に扮していた。宙返りをしながらステージ上を跳びまわり、踊り場を挟んだ2階ぶんの階段を逆立ちで下り、カイリーに向かってみごとな武術の動きを披露したあと、クワズニックはカイリーの正面で、膝を胸で抱えこむようにしてかがみこんだ。音楽が最高潮に達するのにあわせ、クワズニックはゆっくり視線を上げてカイリーの顔を見据えると、爆発的なひと息の動きで跳ね上がって後方宙返りをして、かがんだ姿勢のまま、カイリーから30センチほど遠ざかったところに着地した。カイリーが一歩前に出ると、また同じサイクルがはじまる。かがんで、後方宙返りをして、またかがむ。4回の繰り返しのあいだ、ほとんどぐらつかなかった。[12] のちに友人とこのショーの感想を言いあったときには、その話でもちきりだった。「あの男の人、見た？　なんであんなことができるの？」

18年後、イギリス生まれのクワズニックを追ってカリフォルニアを訪れたわたしは、彼があの技をどうやって繰り出していたのかを知った。本人の談によれば、あのときの宙返りが生まれたきっかけは、カンフーの爆発力に魅了されたことだったという。ツアーでイギリスを回っていた少林寺の僧侶の一行とたまたま同じリハーサル場を使っていたクワズニックは、少林寺拳法のエキスパートたちから教えを受ける機会を得た。

「要は、ネコみたいな強さです」とクワズニックは言う。「ネコが寝ているときって、死んでいるみたいに見えることがありますよね。それなのに、触った瞬間、ぱっと天井まで跳び上がる！」。カイリーのショーで見せた宙返りの鍵は、リラックスしてかがんでいるあいだに心身のねじを巻いておき、その力を一気に解放することにあるという。武術の世界では、このリラックスした状態の力を「鬆《そん》」と呼ぶ。獲物を振りまわして打ちのめすワニの粗暴な力の対極にある、ジャガーのように強くしなやかな力だ。

それがわかれば、あとはあの爆発的な動きをひたすら繰り返し練習し、レベルを引き上げるだけだった。「かがんで、その姿勢のまま高く跳び上がる……かがんだまま高くジャンプできる。宙返りもできる。それなら、理論上は、あの動きもできるはずです」。そのあと、やわらかい表面の上で、次いで硬い表面の上で練習してようやく、世界屈指のポップスターと数万の観衆の前で、カイリーの歯を折ってしまわないように最善を尽くしながら、技を披露するに至ったというわけだ。

クワズニックはまだパフォーマンスを続けている――そして、やれと言われればすぐさま宙返りもできる――が、いまは時間の大半を、子どもたちにそうした瞬発力の活用方法を教えることに費やしている。自分のなかにある、でも自分では気づいていない並外れた力を引き出す過程で、精神や感情の隠れた余力を利用する能力が育っていく。そして、その能力は生涯にわたって持続する。クワズニックはそう信じている。その種の柔軟さと自信があれば、どんなことにも立ち向かえるはずだ。

そのすべてを利用するための鍵となるのが、心と体の調和――つまり、子どもたちの内受容感覚の力を高めることだ。現代の座りがちの生活では、わたしたちは頭のなかに閉じこもり、体がいま何をしているのか、ほとんど意識していないことが多い。だから、心と体を調和させる方法を子どもたちに教えることをレッスンの基礎にしているとクワズニックは言う。毎回のクラスの冒頭で、まず呼吸を実践して、体のさまざまな部位がいま現在どんな感じなのかを意識する練習をする。そのあとのストレッチでも、正しい姿勢で座ったり立ったりするときの筋肉の感覚を意識することに重点が置かれている。そして、そこまで来てようやく、引っくり返ろうが横道にそれようが、自分の行きたいどんな場所へも行けるという感覚を解き放てるようになる。
「とにかく、子どもたちに『なるほど、たしかにいま、自分の脚を感じる』と言ってもらえるように……そうしておけば、あとで脚を頭の上へ持っていくようなポーズをするときにも、取っかかりになる経験ができます」。ときには、子どもたちがその考えかたを理解できずに苦労することもあるという。しかし、理解したときには、まさに爆発的な成果が出る。「この力はアクセルみたいに利用できる、でもそのためには意識を向けないといけない。それを理解したら……それを発見したら、何もかもが変わります」とクワズニックは言う。「うまく使えば、信じられないものを解き放てるんです」
なんともすばらしい話に聞こえるが、子どもではないわたしたちには悪い知らせもある。老化や運動不足、あるいはその両方により、意識を向けているかどうかにかかわらず、結合組織がこわばったり柔軟性が低下したりする傾向があるのだ。そのため、年をとるにつれて、ネコのような敏捷性を得るのは難しくなる。ドイツ・ウルム大学で筋膜を研究するロベルト・シュライプによれば、柔軟性が低下するのは、筋膜を構成する繊維が時とともにもつれたり、くっつきあったり、弾力を失ったりするせいだという。顕微鏡で見ると、整然とした伸縮性のあるネットのようだったものが、からまりあった毛糸玉のように見えはじめる。[13]
エクササイズや全般的な動きは、筋膜の弾力性と強さを保ってくれる。瞬発的にジャンプしてやわらかく着地する練習や、関節の可動域全体を使って力を解放する動きのような、筋膜に特化したトレーニングをすれば、その時間と労力を払うのをいとわない人なら誰でも、ガゼルみたいなバネを手に入れられるのではないかとシュライプは推測している。そうしたトレーニングに筋力向上や老化による硬化の防止に関する有意な効果があるかどうかを調べる研究では、これまでところ――少なくとも人間が対象のケースでは――まだ決定的な結果は得られていない。[14] だが、クワズニックの経験からすれば、ひたむきに努力してじゅうぶんな時間を費やせば、爆発的な瞬発力は思っているよりも簡単に手に入るのかもしれない。

筋膜を含めた体内の膜（ファシア）をきちんと機能する状態に保つ方法については、第6章であらためて見ていくつもりだ。とりあえず、ここで覚えておくべき重要なポイントは、筋肉が鍛えられれば力強い気持ちにはなるかもしれないが、それはけっして絶対必要な条件ではないということだ。わたしたちは誰でも、自分にあるとは自覚していない筋力のたくわえを持っている。その筋力を活用するのに、アーノルド・シュワルツェネッガーに変身する必要はない。それよりもずっと大切なのは、動き続け、人間本来の強さとバネを維持することだ。そうすれば、体の組織が神経系全体に送るメッセージは、きっとこんな内容になるだろう――「心配無用。万事コントロールされている」

トラウマ治療で体が重要なわけ

腹の底から生まれる安心の感覚がとりわけ重要になるのは、トラウマを経験したあとだ。だが、トラウマが体と心に与える影響のせいで、そうした安心感を得るのが途方もなく難しくなることもある。とはいえ、この点についても、運動が役立つ可能性をうかがわせるサインがある。

複雑性ＰＴＳＤ（心的外傷後ストレス障害）を抱えるブロガーのソニア・レナは、フラッシュバックに対処し掌握感を高めるうえで、武術の一種であるクラヴ・マガが役立った経験を雄弁に綴っている。「この武術のいったい何がわたしをぎりぎりの状態から引き戻してくれたのか。その正確なところは説明できません」とレナは書いている。[15]「わたしにわかっているのは、最初のころ、のど輪攻め《チョークホールド》の練習でインストラクターに両手をのどに巻きつけられると、たちまちパニックに襲われていたことです。いまでは……そんなにひどくありません」。自分の体を使って、自分の身を守れる。その知識を体が内面化したことで、心に対するトラウマの支配力がゆるんだのではないか。レナはそんなふうに推測している。

あるひとつのできごと、もしくは一連のできごとが、事後に落ちついた通常の状態に戻るその人の能力を凌駕している場合、それは心的外傷《トラウマ》的できごとと見なされる。[16]生死を脅かされているのに逃げられない緊急事態――崩壊するビルのなかに閉じこめられる、攻撃者に動きを封じられる、など――のこともあれば、かならずしも命にはかかわらないが、社会的・感情的に苦痛をともなう体験ということもある。たとえば、自分に対して力を持っている人に繰り返し批判されたり侮辱されたりする、といったケースだ。

そうした状況に置かれると、わたしたちに生まれつき備わった警報システムが勢いよく鳴り出し、心拍数と血圧を急上昇させ、筋肉をつる巻きバネのように緊張させる。理想の世界なら、わたしたちはそのエネルギーの奔流を利用して危険から逃れたり、いばり散らす相手を部屋の向こう側に投げとばしたり、少なくとも痛烈な中傷を受けたあとに走って逃げたりすることができる。その後、脅威が過ぎ去ったときにようやく、落ちついて普段の状態に戻れる。

ところが、心的外傷的できごとでは、この一連の秩序だった流れが起こらない。トラウマを抱える人が、原因になったできごとをしばしば否応なく追体験し、そのときに起きたことを理解できないまま、気持ちを切り替えられずにいるように見える理由は、そうした流れの欠如で説明できると考える研究者もいる。フラッシュバックと並んでよく見られるトラウマに対する反応、とりわけ逃げ場がなかったケースや力で圧倒されたケースに多い反応が、精神的もしくは感情的に崩壊し、その状況から完全に逃避するというものだ。これは意識の解離、つまり自分の人生を窓から眺めているような不気味な感覚につながる場合がある。また、感情面で虐待を受けた人には、社交の場で人と目をあわせるのを避けるようになる傾向もある。

そうしたことから、トラウマの研究者のなかには、反撃する、逃げるといった身体的な動作を最後まで終わらせたら、トラウマ体験を葬り去り、恐怖のサイクルからすっかり脱出する効果が得られるのではないかと考える人もいる。

この考えかたは、ボストン大学の精神医学者でトラウマを専門とするベッセル・ヴァン・デア・コークにより広く知られるようになった。ヴァン・デア・コークは自身の研究やベストセラーの著書『身体はトラウマを記録する――脳・心・体のつながりと回復のための手法』（紀伊國屋書店）のなかで、ＰＴＳＤにおいて対話によるセラピーがしばしばうまくいかない理由は、危険に対する全身の反応をやめるように自分自身を説き伏せられないことにあると主張している。人によっては、トラウマ体験を頭のなかで細かく反芻するせいで事態がいっそう悪化し、実際に起きたことを理解する新たな手だてもないまま、闘争・逃走反応へとまっすぐ押し戻されてしまうケースもある。あるいは、無感情という安全地帯への逃避につながり、本当の意味での回復がいっそう難しくなることもある。

ヴァン・デア・コークや、同じく精神医学者のパット・オグデンとピーター・レヴァインの見解によれば、フラッシュバックや解離がいつまでも続くのは、ストレスへの反応として起こす行動が完結していないせいだという。たとえば、身を守る動きや逃げるための動きを身につけたり練習したりして、体がその仕事を終えるのを後押しできれば、ホメオスタシスがついに正常に動き出し、安心感が戻ってくる可能性があるとヴァン・デア・コークらは言う。

それは、あくまでも理論上の話だ。そして、まったく新しい発想というわけでもない。この説は、フランスの心理学者ピエール・ジャネによるほとんど知られていない研究が基礎になっている。ジャネは1900年代はじめに、トラウマの記憶が体と心に居座るのを避けるためには身体的な行動をうまく実施することが重要だと書いている。著書『心理学的医療（*Psychological Healing*）』（1925年）では、「行動を完結させる快感」について触れ、「トラウマ体験の記憶に苦しむ人は、克服段階の特徴となる行動を起こせていない」と主張した。[17] つまり、そうした人たちは、体が——そして心が——切実に求めている完結を経験していないということだ。

いじめを受け、反撃できたらいいのにと願ったことのある人なら、効き目があるかもしれないと直感するだろう。そして、動物の研究や、少数ながら人間を対象にした研究では、そうした「安全」モードへ戻る生理的プロセスにおいて、動きが重要な役割を担っている証拠が得られている。

たとえば複数の研究では、マウスやラットがおそろしい苦難——たいていは床に電流が流れているケージ——により心的外傷を受けるのは、閉じこめられて逃げられなかった場合にかぎられることがわかっている。ところが、その体験がトラウマになったあとに、今度は安全な場所へ逃げられるようにしたうえで同じ状況に置くと、トラウマは消えてなくなるのだ。

別の実験では、強度の高い身体的活動なら、どんな種類のものでも同じ効果が得られる可能性が示唆されている。同じようなストレスの大きい体験をしたあとに、たがいに喧嘩をする機会を与えられたラットは、ケージに戻されて休憩していたラットよりも早く回復した。この結果からすると、強度の高い筋活動は、神経系が闘争・逃走反応モードをオフにするための合図として機能していると考えられる。

それが人間にもあてはまることをうかがわせる証拠もある。不安症やうつ病の場合と同じように、強度の高いエクササイズがPTSDの症状も軽減することについては、きわめて説得力のある証拠が得られている。最近では、PTSDを患う退役軍人の治療に関して、身体的エクササイズの要素を採り入れたセラピーのほうが、そうでないセラピーよりも大きな効果を得られることが明らかになった。また、複数の研究を対象にしたレビューでは、ヨガやレジスタンス・トレーニング（筋肉に抵抗負荷をかけ、筋力や筋持久力を高めるトレーニング）もPTSDの症状を緩和すると結論づけられている。[18] そうしたセラピーでおこなう特定の動き、たとえば闘う、押しのけるなどの身を守るタイプの動きは、自転車で丘を登ったり、くたくたになるまでスクワットスラストをしたりするよりも効果が大きいのか？　それについては、まだたしかなところはわかっていない。

ソニア・レナの例が示しているように、個人の経験レベルで言えば、反撃の動きには効果がありそうだ。そして、いくつかの小規模な予備研究では、動きの練習（「やめろ」の意思が伝わる断固とした動きの練習など）をともなう身体志向のセラピーは、レナと同じく複雑性PTSDに苦しむ人の治療において有望であることが示されている。複雑性PTSDは、1回の心的外傷的できごとだけでなく、人生をつうじて複数回にわたってストレスの大きな経験をしたあとに発症するもので、認知行動療法などの従来の治療法がとりわけ効きにくい。だが、身体志向のセラピーを受けたあとには、複雑性PTSD患者のうつ病スコアが大幅に低下し、仕事や社交の場でうまく対処する能力が向上した。うち2名では、もはやPTSDとは判定されないほど大きくスコアが低下した。[19] PTS

Dの追加療法としてのヨガの効用を調べたベッセル・ヴァン・デア・コークも、同様の知見を得ている。10週間の実施期間後、もはやPTSDの基準を満たさないまでに改善した人は、ヨガをしたグループでは半分あまりにのぼり、トラウマ支援グループに参加した対照群の21％よりも有意に多かった。

効果があるのは、エクササイズそのものなのか、それとも特定の格闘系の動きなのか。パット・オグデンは、その疑問に答える研究に取り組んでいる。現時点で言えるのは、「感覚運動を用いた心理療法により治療のかたちがまったく変わり、新たな希望と好ましい結果が生まれたとの体験談がクライアントや学生から」続々と集まっていることだという。そして、科学的証拠はまだ得られていないものの、「トラウマ治療における体の重要性が認識されつつある」とオグデンは話している。たしかに、オグデンやレヴァインの感覚運動心理療法からボクシング、ヨガ、武術をベースにしたセラピーまで、体を重視したトラウマ治療法が増えていることはまちがいない。

ひょっとしたら、全般的なエクササイズに対話セラピーと特定の動きを組みあわせるだけでも、トラウマからうまく回復できるのかもしれない。セラピーの一環として特定の動きを学んで練習すれば、統制力やコントロールの感覚が高まる可能性もある。そうした練習をしておけば、必要になったときに頼れる身体的手段のレパートリーも広がる。これらをうまく調和させれば、トラウマを抱える人たちが、精神医学者のジョン・レイティいわく「新たな現実を積極的に学ぶ」助けになるはずだ[20]。この新たなタイプの身体療法が最終的にどのようなものになるにせよ、ただ座って話をするだけの形式を過去の遺物にしなければならないことはまちがいない。なぜなら、体を使って動きを身につけることには、そこを省略するわけにはいかないほど重要な意味があるからだ。

感情の動揺は体を弱める

最後にもうひとつ、身体的な強さを鍛えることがトラウマの克服に役立つ理由がある。感情の動揺は、心の傷を残すだけでなく、体の弱さにもつながるという驚きの知見が得られているのだ。２００１年の同時多発テロでワールド・トレード・センターの現場に出動し、トラウマを負った消防士や救急救命士を対象にした研究では、10年後の握力が同年代の対照群のほぼ半分だったことがわかった。[21] 別のグループの救急救命士――テロ発生当時は全般的に体力があって健康で、職業を考えれば、おそらくは平均以上の強さを備えていた人たち――を調べた別の研究でも、10年後の時点で、歩く速度が遅くなった、椅子から立ち上がりにくくなった、といった運動に関連する問題を抱えている確率が有意に高かった。[22]

トラウマが体の強さを低下させ、そのいっぽうで体の強化が心の回復に役立つのなら、体力トレーニングには心と体の全面的な健康を取り戻す効果があると考えるのは理にかなっているだろう。さらに、原因になるできごとの数年後ではなく、発生後すぐの回復を助け、そもそもトラウマやストレスが深く根づくのを防げるとする説もある。若い人たち、とりわけ貧困のなかで育った人や社会的に不利な立場にいる人たちにそうしたスキルを教えれば、メンタルヘルスの問題が定着するのを防ぐ大きな効果が得られるかもしれない。

〈デイル・ユース〉ボクシングクラブは、何年も前からその考えかたを実践している。西ロンドンのラドブローク・グローヴにあるこのジムは、イギリス屈指のジムとして定評がある。30年以上前のオープン以来、100人を超えるアマチュアチャンピオン、オリンピック金メダリスト1人、スーパーミドル級世界チャンピオン2人を世に送り出してきた。ロンドンへ至る騒々しい大動脈A40ウェストウェイの下に押しこまれるように立つこのクラブは、寄付で集めた資金とボランティアのスタッフにより運営される社会事業で、ボランティアの多くは子ども時代にここでトレーニングを受けていた人たちだ。慈善事業という性質のおかげで、1セッションあたりわずか1ポンドという低料金を実現し、都心の子どもたちをストリートの片隅から引き離して、体力と回復力と度胸の鍛錬に夢中にさせるという目標を忠実に守り続けている。

数年前、このジムは悲劇的な理由から、ボクシング界の外でも有名になった。1999年から2017年にかけて、このジムはグレンフェル・タワーの2階に入っていた。1970年代に建てられたその公営高層住宅は、景観になじませるために、2015年に垢抜けた新しいアルミパネルで外壁を覆われた。300人を超える住人には知るよしもなかったが、この被覆材はぴかぴかなだけでなく、燃えやすい性質でもあった。2017年6月14日、このタワーの一室で火災が発生すると、火は被覆材を伝わってまたたくまに燃え広がり、72名の犠牲者を出した。さらに、250人以上が住む場所を失った。ボクシングクラブも焼失し、子どもたち——そのうちの何人かは火災で友だちを失っていた——はストレスを発散させる場所、自分の気持ちと向きあうための場所もないまま取り残された。

火災後の数年にわたり、自治体はボクシングクラブを以前よりも大きく、さらによいものにしようと力を注いできた。簡単なことではなかった。この地域はロンドンでもひときわ貧しいエリアで、しかもロンドン屈指の裕福なエリアと隣あっている。圧倒的な不公平のせいでまっとうな道を歩むことさえ難しい状況で、子どもたちをまっとうな道にとどめておくのはたやすいことではない。だが、そうした状況でこそボクシングが役に立つと、デイル・ユースでコーチを務めるモエ・エルカムリチは言う。「街にいる近ごろの若者たちを見てください。16歳で学校を離れ、本物のチャンスも、ちゃんとした導きもなくて、自分を信じる心なんてどこにもありません。彼らに自信がないのは、たぶん、きみはすごい人になれると言われた経験がいちどもないからでしょう」とモエは話す。「ボクシングが与えてくれるのは、何よりもまず自信、自分を信じる気持ちなんです」

トレーナー歴20年のモエの経験から言えば、その自信はボクシングのリングの枠を越え、日常生活にまで広がるようだ。グローブがサンドバックを打つ騒音に負けじと、怒鳴りあうようにわたしたちが交わしていた会話の途中で、モエはジムにいるふたりの子どもを指さした。彼らの学校の成績と行動は、ここでトレーニングをはじめてから大きく改善されたという。別の子は、自宅での怒りの発作がほとんど出なくなった。その一因は、子どもたちがコーチから教わる規律にある。「ここは、しっかり統制がとれています」とモエは言う。そして子どもたちは、自分に求められているのはトレーニングに励むことだと知っている。だが、トレーニングが実を結びはじめると、ジムから離れても「自分は負けないんだ」という感覚を持てるようになり、うまくいけば、それがおとなになってからも続く。「人でいっぱいの部屋に自信を持って入っていけるようになれば、そして自信を持って面接を受けられるようになれば——そうできたら、われわれの任務は完了です。そうでしょう?」

動きかた:力強さと回復力を養う

・**筋肉を使う**——体が強くなれば(筋肉のサイズが増えていてもいなくても)不安が減り、うつ症状が軽減され、自尊心が高まる。かならずしもバーベルを上げる必要はない。自分の体重を使う運動でも同じくらいの効果が得られる。

・**体に備わった動きをする**——体の本来のつくりにあった動きをマスターするのは気持ちがいいし、いざというときに、走ったり、登ったり、泳いだり、跳んだりして安全な場所へ行けるとわかっているのもいいことだ。ジムは忘れて、大昔のやりかたで動くことを覚えよう。

・**反撃モードを学ぶ**——とりわけトラウマを負ったあとは、反撃をめぐる体の「ボキャブラリー」を学べば、身体感覚にもとづく安心感を生み出すのに役立つ。難しい問題が生じたときに備えて、セラピストの協力を得るのが理想だ。

・ジャンプする——跳躍をおろそかにしてはいけない。ガゼルのようなバネを鍛え、音を立てずに着地する方法を身につければ、より健康な結合組織をつくれる。そこから、体と心を掌握しているという全体的な感覚が生まれる。

第4章
リズムに同期する

協調したリズミカルな動きほど、人を強く団結させる行動はおそらくないだろう。

——ジェシカ・フィリップス＝シルヴァーほか『ミュージック・パーセプション』誌[1]

ダンスとエモーショナル・リテラシー

ぼろぼろのチノパンとポロシャツに身を包んで跳んだり転がったりするケヴィン・エドワード・ターナーのダンスを見ていると、彼が長時間じっとしているところを想像するのは難しい。ターナーがダンスのパートナーの女性と背中あわせになり、ふたりが互いに腕を組むと、ターナーはやすやすと彼女の背中の上で回転し、その途中で両脚を宙に蹴り上げる。彼女はうれしそうな顔をする。ターナーは大きな笑みを浮かべ、部屋にいるほかの7人のダンサーは、自分たちもあれに挑戦できたらいいのにと願う。

わたしがここイングランド北部を訪れたのは、メンタルヘルスの問題を抱える若者たちのダンスグループに参加するためだ。いまわたしたちがいるのは、マンチェスターの運河沿いにある古い紡織工場のひとつで、ここはかつて蒸気機関と児童労働により英国の産業革命に燃料を供給していた。現在では、静かで心地よいコミュニティスペースとして改修され、むき出しのレンガの壁には地元の作家による芸術作品がかかり、棚には本がぎゅうぎゅうにつめこまれ、運河を見わたす窓辺にはつる植物が並んでいる。今晩、この空間を満たしているエネルギーは、ターナーその人が発している。振付家でダンサーの彼が情熱を注いでいるのは、心に変化をもたらす力を秘めたダンスだ。

ターナーは経験からそれを知っている。２０１３年、彼が十代のころから苦しんでいたうつ病が悪化した。精神病の症状が現れ、英国の精神保健法にもとづいて入院するほど深刻な状態に陥った。ターナーは８歳からダンサーとして活動していた。万事好調ではないと告げる最初の兆しは、もう動きたくない気分になったことだった。「すごく無気力になって、やる気を出すのがとても難しいと感じる時期がありました」とターナーは言う。「それをきっかけにさらに悪化して、どうしようもない状況になってしまったんです」

ターナーの命綱となり、少しずつ健康を回復させる歩みを導いてくれたのがダンスだった。「自分の強さを――心でも、魂でも、体でも、どう思ってもらってもかまいませんが――取り戻すのは、とても時間のかかるプロセスでした」とターナーは話す。「これは１１０％まちがいないのですが、自分の内側で何が起きているのか、それを動きやダンスで表現できたのは、すごく大きなことでした。おかげで、また仕事をして、自分がいちばん楽しいと思うことをできるようになったんです」

続々と集まっている研究知見からすれば、ターナーは核心をついているようだ。体内で起きていることと、それが人生の体験に与える影響。そのバランスを保つための不可欠な手段として、ダンスに注目が集まりはじめている。どうやらダンスは、わたしたちが人間として正しく機能するための大切な要素のようなのだ。

ダンスをすると楽しい気分になるというだけの話ではない。それよりもはるかに重要な意味がある。ダンスなどのリズムをともなう動きはわたしたちの生態の特定の部分につながり、それが自分の感情の理解と調節を後押しし、人間としての根源的なかたちで自分自身やほかの人とつながる方法を与えてくれるのだ。

この説が正しければ、わたしたちの圧倒的大多数は自分の能力を活かしきっていないということになる。娯楽としてダンスをする人はアメリカでは成人の7%、イギリスでは6%にすぎず、この割合は少なくともここ10年、低下傾向にある。[2] そのいっぽうで、人類の全体的なメンタルヘルスはひどい状態に陥っている。孤独という病は高齢者だけでなく、表面的にはこれまでになく人とつながりあっているように見える若者たちにも襲いかかっている。最近の調査では、18歳から24歳までのほぼ50%が、現実の世界やバーチャルで絶えず人に囲まれているときでさえ、人と切り離されているように感じると認めている。[3] うつ病と不安症はあらゆる年齢層にはびこり、学校に通う年齢の子どもたちのあいだでは、御しがたい感情のはけ口としての自傷行為が増えつつある。そうした厳しい現状を考えれば、ときどき忘れずに立ち上がってダンスをするくらいの簡単な方法でエモーショナル・リテラシー〔感情を正しく理解・認識し、表現する力〕を高められるのなら、この説はそれほど悪いアイデアではないように思える。

ヒトは2ヘルツに共鳴する

ヒトはなぜダンスをするのか――そして、ほかの動物はなぜあまりしないのか。その疑問は、長年にわたって多くの議論を生んできた。体を使ったストーリーテリングの一様式としてはじまったとする説もあれば、[4] 自分が健康で力強く、体の調和がとれていて、野生の世界で生き延びるために必要なものを持っていると異性に示すための方法だったと主張する人もいる。[5] 誰もが同意するのは、ダンスがはるか昔から人類の動きのレパートリーの一部だったという点だ。おそらくは、人類が2本の足で立ったときにまでさかのぼるだろう。最古の確たる証拠は、集団で踊る人たちを描いた9000年前のインドの洞窟壁画だが、[6] それよりもずっと昔から人類が音楽を奏で――そしておそらくはそれにあわせて踊って――いたことがわかっている。最古の楽器――動物の骨を削ってつくった笛――は4万5000年前にさかのぼる。現生人類がはじめてアフリカの外へ歩み出た〔踊り出た、と言ってもいいかもしれない）時期とだいたい同じだ。

以来、あらゆる人類の文化には、形式こそさまざまだが、音楽にあわせた動きが組みこまれてきた。たいていは祭りや祝いごとの一部として、グループになって誰かと一緒に踊る。人と人を結びつけるダンスの力はすこぶる強く、歴史をつうじて、いくつかの宗教が全面的に禁止しようとしたほどだ。映画『フットルース』は、1980年代はじめまでダンスが法律で禁じられていた、オクラホマに実在する超保守的な町が舞台になっている。現在でも、サウジアラビア、イラン、クウェートなどのいくつかの国では、公共の場でのダンスが禁じられている。比較的リベラルなスウェーデンでさえ、正式な許可を得ている場所を除き、公共の場でのダンスは違法行為だ。ドイツとスイスでは、キリスト教の特定の祭日にはダンスが禁止されている。日本では、ダンスを楽しめるクラブなどの深夜以降の営業を禁じる規制（もともとは戦後の風俗紊乱を取り締まるために設けられたもの）が2015年にようやく緩和された。

だが、権力者が好むと好まざるとにかかわらず、リズミカルな動きは、人間を機能させている仕組みにがっちり組みこまれている。ビートを感じてそれに反応する能力は生まれつきのものだ。生後2日と3日の赤ちゃんを対象にした研究では、規則正しいビートを聞かせているあいだの脳の活動を頭皮につけた電極で記録したところ、予想外にビートが音飛びすると、何かが欠けていると気づいたことをうかがわせる脳の反応が観察された。[7] ビートに対するこの天然の親和性は、ほんの数か月もすると動きと結びつきはじめる。生後5か月の時点で、すでに音楽のリズムにあわせて動く兆しが見られる。このスキルは、体の動きを自分で制御できるようになるにつれて、いっそうダンスに近いものになっていく。また、ごく幼いころから、音楽にあわせた動きを気持ちいいと感じているこどもまちがいない。同じ研究では、ビートにあわせて動く能力の高い赤ちゃんは、あまりうまくあわせられない赤ちゃんに比べて、その動きをしているときにほほえむ回数が多いことがわかった。

この快感というダンスの一要素は、不機嫌なティーンエイジャーでさえ効果を発揮する。何年か前、大学進学準備コースを志望する生徒が集まる心理学会議で、実際にそれをまのあたりにして驚いたことがある。午後の遅い時間で、全員がご機嫌ななめで落ちつきがなく、すぐにも家に帰りたがっていた。イベントの主催者であるわたしの仕事は、登壇者を紹介し、聴衆から出た質問をさばき、質問が出ない場合には何かもっともらしいことを訊き、すべてを時間どおりに進めることだ。その日最後の登壇者が、ダンス心理学者のピーター・ラヴァットだった。奇抜なシャツに眼鏡というでたちの中年のピーターが満面の笑みで弾むようにステージにのぼったときには、300人の16歳がいっせいに椅子に沈みこむのにあわせて部屋が縮んだような気がした。一筋縄ではいかない聴衆だったが、ピーターがそれに気づいていた、あるいは気にしていたとしても、そんなようすは見られなかった。そこにいたのは、サッカーよりもバレエを好む少年として学校時代を過ごし、文字を読む能力を身につけずに卒業した男性だった。

信じられない話だが、まさにその少年が、動きが思考を助ける仕組みを専門に研究する科学者になったのだ。22歳のときに、ダンスを利用してほぼゼロから独学で読みかたを身につけたピーターは、それができるという生きた証だ。のちに、どうやったのかと彼に訊いてみた。わたしが真っ先に気づいたのは、彼が会話の最中、とりわけ次に言うことを考えようとしているときに、しばしば歌をうたいはじめることだった。

「わかった、なるほど、ウム、バム、バム、バム、バム。それじゃあ、どこからはじめればいいのか、考えてみようか……ドゥー、ドゥー、ドゥー、ドゥー、ドゥー、ドゥー。それで、どうやったのかって……?」

すぐにわかったことだが、その癖こそ、ピーターが文章を読みやすくするために利用した方法だった。書かれたもののなかに「リズムとパターンを探す。それが最初にしたことでした」とピーターは話す。自分は教師たちに言われているほどばかじゃないのではないか。ピーターがそう気づいたのは、十代後半のころだった。なにしろ、記憶を頼りに2時間のダンスの振りつけを習得できるだけでなく、シュガーヒル・ギャングの「ラッパーズ・ディライト」の歌詞を残らず覚えられるのだから。そこで、そうしたスキルを読みかたに応用してみようと考えた。まずは、ラップやダンスのように自然なリズムを持つ詩を読むところから試してみた。といっても、まったくのゼロからはじめたわけではない。個々の単語を解釈できるくらいの読解力は身についていた。問題は、ひとつひとつの単語を、意味を引き出せるほど流暢につなぎあわせるのに苦労することだった。その流れに乗るのを、リズムが助けてくれる。ピーターはそれに気づいた。「リズムは、一連の単語を通り抜けて反対側へ渡るための乗りものです」とピーターは言う。どうやら、効果はあったようだ。ピーターはいまでも、詩などの自然なリズムがあるものを読むのが大好きだという。

もうひとつの戦略が、ダンスを覚えるのに行きづまったときに使っていた練習スキルを応用することだった——簡単に言えば、難しい部分を飛ばして先へ進むのだ。「ダンスの振りつけを覚えているときには、心もとないところがあったら、そこを頭にとめておいて、足を適当にふらふらさせて……『ファイブ、シックス、セブン、エイト』とやって、またちゃんとした振りつけに戻ります」とピーターは言う。

同じように、厄介な単語にぶつかったら、そこでやめてしまうのではなく、適当にごまかして先へ進むことにした。読む練習をはじめたばかりのころに取っ組みあっていたジェフリー・アーチャーの小説には、「アイコン（icon）」という単語が出てくる。ピーターがイコンと読んでいたその単語は、まったく意味不明だった。そこで、適当に意味をでっちあげた。「頭のなかで、このイコンがあらゆるかたちをとるんです。ときどき、イコンは意味をなすんですが、また意味をなさなくなる。そうなったら、そのイコンの概念を変えないといけません。そのうちに、即興創作の頭の体操みたいになって、まちがっていないかなんて気にならなくなりました」。やがて、そのイコンが宗教的な偶像であることを理解すると、物語が突如としてあるべきところにぴったり収まった。「要するに、読めない単語に出くわしてもくじけないようにした、というわけです。アイコン（icon）とかヨット（yachts）とか」。あるいは、皮肉な話だが、「リズム（rhythm）」とか。

そのあとの10年は、ピーターいわく「長い、たいそうな格闘」だった。Aレベル（大学入学の適性を判断するための英国のシステム）の試験を経て（合格と不合格がひとつずつ）、心理学と英語学の単位（「最後まで読み終えた本は1冊もなかったよ」）、そして博士号。本人はその経験を「足首をひねった2本の足でマラソンを走っているようだった」と表現しているが、たぶん、たいていの科学論文には明らかに詩情がないからだろう。そのあと、ケンブリッジ大学の英語学部で職を得た――Aレベルの英語の試験に落ちたと誰かに打ち明ける勇気はなかったが。ダンスを利用するピーターの作戦は、成功だったと言ってもいいだろう。彼はこれまでに、2冊の本と数えきれないほどの科学論文を書いてきた。彼が手がけたある研究では、体系的なルーチンを身につけると、その後しばらく分析的な思考が促進されるのに対して、即興的な行動には、より創造的で制約のない思考の力を高める効果があることが明らかになった。[8]

すばらしいとしか言いようのない人生の方向転換だが、ダンスに秘められた変革の力をありありと示す証拠を見せてくれたのは、例の会議に集まったいまどきの生徒たちだった。壇上にのぼったピーターは、まず自分の研究をいくつか紹介してから、ここに集まったみなさんも参加してみてはどうだろうかとさりげなく切り出し、立ち上がって手足をぶらぶら振ってみてほしいと聴衆全員に頼んだ。その時点では、うんざりした雰囲気が色濃く漂っていたが、ピーターはおかまいなしに邁進し、やってみてほしい短いダンスの振りつけを実演した。「足踏み、足踏み、足踏み、手拍子、足踏み、足踏み、足踏み、手拍子」だ。わたしたちは渋々ながら言われたとおりにした。そのあとも、さらにいくつか自分の研究を説明するあいまに、ピーターは動きを増やしていった。その場で一回転する動きには、みんながそろって互いにぶつかりあったせいで、きまり悪げなくぐもった笑い声が起きた。さらに、ピーターは1970年代のディスコの動きを次々と繰り出した。ヒッチハイク、マッシュポテト〔足を交互に左右に動かすステップ〕、そしてジョン・トラヴォルタの有名な『サタデー・ナイト・フィーバー』の腕を高く掲げるポーズ。

動きが複雑に——そして滑稽に——なるほど、聴衆はリラックスし、流れに身をまかせるようになっていった。最後に、講演のグランド・フィナーレとして音楽にあわせて動くと、室内がどっと活気づいた。壇上にのぼってからほんの15分で、ピーターはむっつりとした生徒でいっぱいの部屋をエネルギーあふれる即席のディスコに変えたのだ。教師たちまで加わり、満面の笑みを浮かべていた。

すばらしい、そして元気の出る光景だった。しかし、そこから疑問も生まれる。いったいどうして？　こっそりつま先でとるリズムにせよ、感情の昂った恍惚のリズムにしても、ビートが動きたいという衝動を生むのは、いったいどういうわけなのか？　そもそもなぜ、そうした一見すると軽率な活動——貴重なエネルギーを消費すると同時に、捕食者を引き寄せるほどの音を立てる活動——が進化したのか？　そして、なぜあれほど気持ちがいいのか？

ひとつの可能性は、幸せなアクシデントにすぎないというものだ。これはつまり、できるだけダメージを受けずに生きていくために、脳や体のそのほかの部位が連携した副次的効果として生まれたという考えかただ。現代の科学者と哲学者の多くは、脳を予測マシンのようなものと見なしている。脳は過去の経験をもとに、いま起きていることに関して絶えず最善の推測をはじき出し、それを利用して反応と行動を導いている。オックスフォード大学の神経学者モーテン・クリンゲルバックによれば、わたしたちが規則正しいビートを愛する理由は、次に起きることを予測しやすくしてくれるからだという。予測が正しかったときには、報酬と快楽に関わる脳内化学物質であるドーパミンのちょっとした奔流が生じる。[9]

そうした脳内での音と動きの結びつきのおかげで、ビートにあわせた体の動きは、気持ちがいいだけでなく、ほとんど労力がかからない。脳撮像研究では、音楽を聴くと、それにあわせて動いているか否かにかかわらず、動きの計画を担う領域と音の処理に関わる領域が同時に活性化することがわかっている。[10] この結びつきは、ダンスだけのためにあるわけではない――これがあるおかげで、自動的かつ無意識の処理が可能になり、五感の伝える内容にもとづく動きをして、ボールを受けとめたり、少なくともぶつからないようによけたりすることができる。第1章でも見たように、感覚情報の本質は、世界における自分の動きを決めるための情報を伝えることにある。

ビートはそれと同じ、脳と体を結ぶ経路を始動させる。すると、調子をあわせて動かずにはいられなくなる。ビートを聞くと、音と動きを司る脳領域の電気活動の波が同期し、そのふたつの領域の脳波が、調子をあわせて揺れるふたつの振り子のように結びつきはじめる。同調《エントレインメント》と呼ばれるこの現象が起きると、脳全体で情報を共有しやすくなる。というのも、同期したパルスは、背景にあふれる騒々しい電気的情報からくっきり浮かび上がるからだ——サッカーの応援歌が、満員のスタジアムの喧騒のなかでも浮き立って聞こえるのに似ているかもしれない。神経のノイズを切り裂くビートの力は、それにあわせて動きたいという衝動を生むのに大きく貢献している。なにしろ、その力のおかげで、わたしたちは意識的な努力をほとんどしなくても、ビートにあわせて動けるのだから。

その衝動に屈して実際に動くと、いっそう大きな満足がやすやすと手に入る。ベルギー・ヘント大学の音楽心理学者エディス・ヴァン・ダイクによれば、動きをビートに同調させると、第二のドーパミンの奔流が起きるという。また、音楽と「ひとつ」になっている感覚も生まれるとヴァン・ダイクは言う。さらに、足を踏み鳴らしてビートをつくり出すことで、自分がビートを支配しているという錯覚が生まれ、それが自信につながる可能性さえある。

わたしが体験したフリースタイルダンスでは、その感覚をことのほか満足のいくかたちで味わうことができた。それは、その晩の「スタッカート」セクションのなかで起きた。前方に伸ばした手を追うようにふわふわ歩きまわるのを——ありがたいことに——やめたわたしたちは、強烈なビートにあわせて足を踏み鳴らし、腕を振ってパンチを繰り出し、やがてぴょんぴょん跳びはねはじめた。そのうちに、それがごく自然に降ってきた動きのような気がしてきた——言ってみれば、幼い子がよくする、おとなになってから「あれは恥ずかしかった」と悟るたぐいのダンスだ。

世界のどこへ行ってもさほど場違いにならずに踊れるダンスの型があるのなら、これがきっとそうだろう。アフリカから南米、パプアニューギニアの熱帯雨林からオーストラリアの内陸部まで、その土地の民族に伝わる踊りは形式や伝統こそさまざまに異なるが、根本の部分では、どれも足で地面を叩き、手を宙に突き出しながら、リズムにあわせて首を振る動きを中心に展開される。同じことは、過去20年か30年で登場したダンスミュージックの大多数にもあてはまる。

そうした特定のダンスが大陸をまたいでいるのには、納得のいく理由がある。つきつめていけば、それは人間の体のつくりに行きつく。ご存じのように、人類進化史のどこかの時点で、わたしたちの祖先はこぶしを地面につく時間を減らしはじめ、ふらつく2本の足で歩きまわることが多くなった。二足歩行の生活に本格的に突入すると、ヒトの体は、腰を支点にして脚を振り子のように振るという新たな様式の動きに適応した。地球上には、そんな様式で動く動物はほかにいない。そして、この動きこそが、わたしたちがダンスをする舞台を整えたのだ。

ジンバブエのことわざにもあるように、歩けるのなら踊れる。その理由は、すべての「振り子」が、腰ではなく膝を起点にするものでさえ、規則正しい予測可能なテンポで揺れることにある。2005年の研究では、動きを追跡する装置を身につけた人にランニング、サイクリング、全般的な日々の雑事をしてもらったところ、その天然の振動数の個人差が驚くほど小さいことが明らかになった。身長、性別、年齢、体重にかかわらず、実験参加者の体は2ヘルツ（Hz）の振動数に共鳴した。この振動数は、頭を1秒あたり2回上下に振る速さにあたる。[11]

2ヘルツという魔法の数字は、人間のダンスの様式におおいに関係しているかもしれない。この振動数は、1分あたり120拍の速さに等しい。西洋のほぼすべてのポップミュージックやダンスミュージックのビートがこのテンポにあてはまるのは、けっしてささいな偶然の一致ではないだろう。[12] また、研究室での実験でメトロノームにあわせてリズムを叩くよう指示された人が、もっとも正確にあわせられるテンポでもある。言ってみれば、人類はみな、同じドラムのビートにあわせて踊っているというわけだ。

余談だが、音楽をつくり、それにあわせて踊る能力を持つ種がヒトだけのように見えるのはなぜかと疑問に思っている人にとって、この事実には興味深い意味があるかもしれない。ヒトの音楽は、ヒトのために、ヒトによりつくられたものだ。そして、ヒトはみな2ヘルツに共鳴する。進化生物学者のテカムセ・フィッチは2011年に書いたエッセイのなかで、ヒト以外の種がヒトの音楽にあわせて踊らないのは、おそらく彼らが別のリズムにあわせて動いているからで、彼らがヒトの音楽を聞きとれないように、わたしたちも彼らの音楽を聞きとれないのだろうと主張している。[13]わたしの飼っているイヌ（牧羊犬種）が同種の仲間と円を描きながら走っているときには、走る向きと速さが暗黙の了解で調整されているみたいに見える。その姿を眺めていると、たしかにそれもありうる話のような気がしてくる。だが、仮にそうだとしても、わたしたちはまだほかの種の振動数をつきとめられていないし、言うまでもなく、彼らのステップを習得できてもいない。興味深いことに、一部の動物は、じゅうぶんな練習を積めばヒトのビートにあわせられるようになる。数年前には、スノーボールという名のキバタンオウムが、バックストリート・ボーイズの音楽にあわせて体を揺らす能力を発揮してインターネット上で旋風を巻き起こし、科学研究の対象にもなった。[14]とはいえ、野生の世界では同様の行動はいちども目撃されていないことからすると、とりあえずは、人間のダンスのスキルは唯一無二のものと考えてもいいだろう。

他者との境界が消えていく

話を人間に戻すと、全員が同じビートにあわせて踊っているという事実は、音楽だけでなく、互いとも同期しやすいことを意味する。そして、ダンスが現実にもたらす第一の利点は、そこから生まれる。オックスフォード大学の研究によれば、人が一体となって動いているときには、脳が「われわれ」と「彼ら」の区別を失いはじめるという。

その仕組みを説明しよう。通常の状況では、わたしたちは自分の体に由来する固有受容感覚を指針として、何が「自分」で何がそうでないかを区別している。ところが、ほかの人と調和して動いていると、脳が混乱しはじめる。体から送られてくる自分の動きに関する情報が、五感のとらえるほかの人たちの動きと混ざりあってしまうのだ。その結果、自己と他者の境があいまいになる。[15]だとすれば、ともに踊るという行為は、孤独と闘い、周囲の人たちとの絆をあらためて築く手っとり早い方法になるかもしれない。さらに、表面上は共通点のほとんどない人たちや、正反対の世界観を持つ人たちを団結させる手段になる可能性もある。一緒に動き、人なんて実はみな大差ないのだと気づく以上に、人との違いを克服するよい方法があるだろうか？　歴史家のウィリアム・H・マクニールは、この現象を「筋肉の団結」と表現し、遠い昔から人間社会、宗教、文化の重要な駆動力だったと主張している。[16]それどころか、いまのわたしたちが知る人類社会の中心をなしているという。

一緒に踊れば、互いをもっと気にするようになるのはまちがいない。いくつかの実験では、1歳の子どもでさえ、おとなの膝の上で音楽にあわせて体を揺すったあとは、そのおとなの手伝いをする傾向が強まった。[17]その年齢でさえ、同期した動きは他者への気配りのほどを大きく変えるのだ。耳ざわりな拍子外れに揺すられた場合には、幼児がそのおとなを手伝う確率ははるかに低かった。耳ざわりな話かもしれないが、この傾向は人生をつうじてわたしたちについてまわるようだ。おとなを対象にした同様の実験では、同期した動きをしながら過ごす時間を最初にとると、ギャンブルのゲームで協力する傾向が強まった。

そうしたことから、ダンスを幸せなアクシデントではなく、社会における重要な役割をまっとうするために進化したものと見なしはじめている科学者もいる。つまり、集団を感情的に団結させ、全員の利益のために協力させる仕組みというわけだ。

これは全人類の利益にもなるのではないか？　そう思った人のために、よい知らせを伝えておくと、科学者たちは百も承知だ。カリフォルニア大学デイヴィス校の心理学者ペトル・ジャナタのチームは、「グルーヴ増強《エンハンスメント》マシン（GEM）」というあだ名を持つ装置を開発している。これはコンピューターとドラムパッドからなるネットワークで、この装置を使えば、有志の実験参加者とコンピューター制御されたパートナーが規則正しいビートにあわせてタップしているあいだに、両者の同期レベルを変化させることができる。ジャナタらの研究では、参加者にゲームをしてもらい、互いに協力する意欲をテストしている。

これまでに得られたデータはあくまでも予備的なもので、ドラムを一緒に叩くと協力度が高まると断言するためには、さらなる調査が必要だ。だが、本当に効果があるのなら、「想像してみてください。GEMを会社の取締役会や世界のリーダーたちの会合に持ちこんだら、いったいどうなるか！」とジャナタは言う。

この現象にダークサイドはないのだろうか？　同期した動きの威力は、合理的思考を完全にすっ飛ばし、わたしたちをまっすぐ感情のなかに投げこむところにある。それが悪人の手に渡れば、大衆をマインドコントロールする強力な手段になりうることは、歴史が物語っている。ナチスの片手を高く掲げる敬礼が１９３４年に義務化され、公的な場や学校で日に何度もおこなわれるようになったのと時を同じくして、ヒトラーの思想に対する世間の支持率が高まったのは、おそらく偶然の一致ではないだろう。

ウィリアム・Ｈ・マクニールは著書『拍子をあわせて（*Keeping Together in Time*）』（１９９５年）のなかで、定期的に集団でおこなう敬礼をつうじて、「本能的に団結」する機会が頻繁に生まれたと述べている。その結果として、これは国民のための政治運動であり、国民全員が支持しているという、感情に強く訴えるメッセージが伝わったというのだ。毎年おおぜいの人が集まったニュルンベルクの党大会や、若いナチ党員による最長800キロにわたる会場までの行進にも同様の効果があったとマクニールは述べている。同期した動きは、歴史をつうじて軍隊を団結させてきた。なにしろ、そうした動きは集団の一員であるという快感を生む。そして、何かに快感を覚えているときには、たやすくその瞬間に身を委ね、それが正しいかどうかを問うのを忘れてしまう。この話から教訓を引き出すのなら、一緒にステップを踏む相手は慎重に選ぶべし、ということになるだろう。

グルーヴに入りこむ

ありがたいことに、気分よく一緒に踊れる相手がいない――もしくは、誰かと一緒に踊ると考えただけで、手近なソファとテレビのセットに走りたくなる――という人でも、自分ひとりでダンスの効能を得られないわけではまったくない。ペトル・ジャナタによれば、要は「グルーヴ」に乗れる音楽を選べばいいという。ジャナタは2012年にこの言葉を1960年代から救い出し、神経科学的な意味あいを追加した。[18]

ワイルドにカールした髪とヤギひげを持つ天性のミュージシャンで、グレイトフル・デッドを愛するジャナタは、「グルーヴ」という言葉を、きわめて気持ちよくなる音楽を聴いて、体を動かさずにはいられなくなる体験と定義している。わたしはスカイプでジャナタと顔を会わせた。ダークウッドのパネルを貼った壁の前で、彼によく似あう小粋なオレンジと茶色のベロアのカウチに座るその姿は、わたしの目を楽しませた。

ジャナタは2012年の研究のなかで、R&Bからフォークまでのさまざまなスタイルの音楽148曲を有志の学生グループに聞かせてから、踊りたくなったかどうか、「グルーヴ感」があると思うかどうかを尋ねた。音楽的な趣味がさまざまに異なっていたにもかかわらず、「グルーヴ感」が何を意味するかについては、学生グループのほぼ全員の意見が一致した。すべての楽曲のうち、つねにトップだったのは、スティーヴィー・ワンダーの「スーパースティション」だった。

この点で高い評価を得た多くの曲と同じく、「スーパースティション」もシンコペーションのリズムを持つ。つまり、メインの拍子から外れたリズミカルな動きがふんだんに使われた曲だ。規則正しいベタ打ちよりもビートをとらえるのは難しいが、ひとたびとらえたら、ダンスフロアでいちばんクールな人になったような気分になれる。なにしろ、秘密の暗号を解読したのだから。そして、そのリズムのさまざまなパートにあわせて腰を振り、サイドステップを踏み、腕を振りまわせば、自分を表現する可能性が果てしなく広がる。

そんなふうに快感を覚えるのは、「バンドに加わる」誘いを受けたように感じるからだとジャナタは言う。つまり、たとえひとりきりでグルーヴを感じていたとしても、自分自身よりも大きな何かとつながっている感覚を得られるのだ。そして、ジャナタも指摘しているように、かならずしもダンスフロアで陶酔状態にならなくても、その効果は得られる。「わたしはとりたててダンスが好きというタイプの人間ではないし、ダンスをするにしても、すごく、ものすごく、振幅の低い感じの動きになります」とジャナタは認めている。「それでも、グルーヴにすっかり入りこめる。ダンスムーブを炸裂させなくても、とても豊かな体験ができるんです」

音楽が悩みを忘れさせてくれるわけ

だが、音楽にあわせた動きには、特定のグループとの絆を強める以外の効果もあるかもしれない。ダンサーから転身したロンドン大学シティ校の神経学者ジュリア・クリステンセンの説によれば、ビートにはまると、わたしたちはそれまでとは違う意識状態に投げこまれ——その状態になると、ストレスや苦悩にかかずらうだけの身体的な余地がなくなるという。

どんなときでも、体のなかや周囲で起きていることのうち、わたしたちが意識的に認識しているのはごく一部だ。わたしたちには無数のインプットのすべてを同時に考慮するほどのキャパシティはないが、それにはもっともな理由がある。そんな能力があったら、あまりにも大量の感覚を理解しようと、絶えず四苦八苦するはめになってしまう。そのかわりに、わたしたちはそのときどきでもっとも急を要する情報に注意を向ける——飢えでも、かゆみをもたらすノミでも、急ぎのメールでも、電車に乗るためのダッシュでも、そのときたまたま起きていることならなんでもいい。意識のスポットライトをそうしたひとつのことにあてると、一時的にほかのことがすっかり忘れ去られる。

わたしたちの意識は、どのような仕組みでそんなふうにひとつのことに集中するのか。一説によれば、現在の目標に関係する脳のさまざまな領域の脳波が同期し、タイミングをあわせて波打ちはじめ、背景となる脳活動の雑多なおしゃべりから浮き上がるのだという。

どこかで聞いたような話だと思うかもしれない。それも当然だ。というのも、そのプロセスは、わたしたちの動きをビートに結びつけているものと同じなのだ。そして、クリステンセンによれば、このプロセスは、音楽がわたしたちの注意をいともたやすく乗っとれる理由を説明しているかもしれないという。音楽にあわせて動き、体の動きを制御する。その豊かな感覚的体験のさなかには、使える処理能力がすべて使いつくされ、内省したり、未来についてあれこれ心配したり、過ぎたことをくよくよ思い悩んだりするための心の処理能力が消滅する。すべての処理能力を費やす体験が、内なる思考や心配から離れられる休日として機能するというわけだ。

それと同じような効果を持つ化学物質が発見される以前の人類社会では、この仕組みがドラッグがわりに利用されていた。民族伝統の儀式とレイヴカルチャーに共通する醍醐味である恍惚状態は、まさにそこから生まれているとクリステンセンは言う。重要なのは、その状態から抜け出たときに、落ちつきとすっきりした頭、そして絆の感覚が消えずに残ることだ。そして、それが現代社会で必要とされているものではないのなら、ほかにいったい何が必要だというのだろう？

わたし自身のダンス体験についてただし書きをしておくと、あの足を踏み鳴らして髪を振り乱す行為が、訓練を積んだ人の目から見てダンスと言えるものかどうかは確信が持てない。あのようすを撮影したビデオを自分で見たいとは、絶対に思わないだろう。

だが、ケヴィン・エドワード・ターナーによれば、そう思うのは、わたしがたいていの人と同じように、ダンスの本質についてまちがった考えを持っているからだという。わたしたちがダンスと見なしているものの大部分は、入念に練り上げられ、完璧に磨き抜かれた振りつけをプロが披露したものだ。見ているぶんにはすばらしいが、自分でも試してみようという気はくじかれる。でもそれは、クリスティアーノ・ロナウドのようにボールを蹴れないからといって、サッカーをするのを拒むようなものだとターナーは言う。

「ダンサーになるには、ヘッドスピンを10回とか、片足立ちで10回転とか、そんなのができるようにならないとだめだ、でもできないから、自分はダンサーじゃない。みんな、そんなふうに考えます……でも、わたしなら、こう言いますね。いや、あなたはダンサーになれる、自分の体を、自分だけのやりかたで動かして、自分の物語と体験を表現できるんだから」

ここでターナーが言っているのは、恍惚状態になるまでお尻を振れということではない。自分で考えた動きを使って、自分のいちばん奥にある個人的な感情を表現し、理解しろと言っているのだ。そうするところを想像すると、わたしを含めたおおぜいの人は、安全な場所へ逃げこみたくなるだろう。だが、そろそろそんな自分を克服すべきときかもしれないことを示す科学的証拠が続々と集まっている。

感情とは、実際のところなんなのか。その問題については、科学的な観点から言えば、まだ議論が交わされている最中だ。感情は脳を基盤とする現象であり、それが刺激になって心拍数の増加や発汗などの体の変化が起きると考える人もいる。いっぽうで、生理的反応のほうが先に起き、その体の変化に脳が文脈と意味を与えているとする説もある——わたしたちが恐怖を感じるのは心臓が激しく打つからであって、その逆ではないというわけだ。

実際にどちらの順序でことが起きているにしても、感情が心と体の両方からなる現象だという点は、かなりしっかり実証されている。そして、基本的な感情がどんな人の体にもほぼ同じように表れるのみならず、わたしたちは特別な訓練をまったく受けていなくても、自分以外の人の動きのなかに感情を読みとることができる。

ダンスは進化上のアクシデントではなく、話し言葉の先駆けとなる太古の言語の一形態だったとする説を採用すれば、それもすんなりと腑に落ちる。かのチャールズ・ダーウィンも、人間——と動物——は同種の仲間全員が読みとれるボディランゲージをつうじて互いに感情を伝えあっていると1872年に指摘している。ヒトのようなとりわけ社会性の高い種では、感情を伝える能力は、結びつきの強い社会を機能させるうえで欠かせない。そして、話し言葉の登場以前は、ヒトはその遂行に動きと身振りという方法を使っていたとダーウィンは述べている。

たしかに、人間が相手の全身の動きから感情を確実に読みとれることは、無数の実験で証明されている。動いている体の一部――たとえば、カップに入ったお茶を飲むパントマイムの腕の動きを見るだけでもことたりる。可動関節に配置した光の点を記録し、動く棒人間の映像に変える「点光ディスプレイ」からも感情を拾い出せる。5歳の子どもでさえ、それができる。そして、同じ言語を使っていなくてもかまわない。相手の文化について何も知らなくても、本を読むように感情を読みとれる。ある研究では、少なくとも2000年前に起源を持つインドの書物『ナーティヤ・シャーストラ』から引用した伝統的なヒンドゥー舞踊をダンサーたちに実演してもらった。この舞踊では、特定の動きを用いて怒り、恐怖、嫌悪、楽しさ、愛などの九つの基本的な感情が表現される。アメリカとインド出身の有志の実験参加者は――アメリカ出身の人たちがこの様式の舞踊を過去にいちども見たことがなかったにもかかわらず――どちらも等しく感情を特定できた。

ターナーの経験上、ダンスで感情を表現する方法を教える必要があったためしはいちどもないという。「励ましが必要な人はいます。自信や体の問題が関係していることもありますからね。でも、安全で信頼のおける環境をつくれれば、さまざまなことや気持ち、感情や身体性を引き出せるようになるんです。たぶん、それまでは絶対に手が届かないと思っていたものを」とターナーは言う。「あなたの抱えている問題がなんであれ、あなたの体はそれを克服するための完璧な手段になる。わたしはそう信じています」

それを証明するかのように、ターナーは２０１５年、「目撃者」というタイトルのダンス作品の振りつけをして、みずから披露した。病気が自身や周囲の人に与えた影響を掘り下げた作品だ。ターナーはいま、うつ病、不安症、体に対する劣等感、慢性的な痛みに苦しむ若い人たちとの共同作業に多くの時間を費やしている。

傷つきやすい若い女性の背中を押し、感情をダンスで表現させるためには、ある種のカリスマ性が求められるが、この章の冒頭で紹介したダンスグループに参加したときにこの目で見たように、ターナーにはまちがいなくそれがある。周囲に伝染する熱意に加えて、クールでいたずら好きな兄の友人を思わせるところがあるが、心配しなくてもだいじょうぶだと全員に思わせるだけの温和で誠実な雰囲気も備えている。グループに参加している女の子たちは、どう見ても彼を崇拝していた。「ケヴィンは最高です」と参加者のひとりが話してくれた。「エネルギーのかたまりみたい」

ウォーミングアップをはじめたターナーは、室内を動きまわるわたしたちに、体にかかる物理的な力に「降伏」するように促した。まるで魔法にかかったみたいに、グループ全体の動きかたが微妙に変わった。わたしたちは重力に身をまかせ――わたしの場合はその日はじめて――床に触れる足をしっかり意識した。それは安らぎと心の落ちつきの両方を与えてくれる。そして、わたしたちの動きにあわせて体と心の「降伏」をつなぎあわせるターナーの導きのおかげで、その体験は思っていたよりも強く胸を打つものになる。

それから、ターナーは短い振りつけをわたしたちに教えた。最初のうちはできっこなさそうに見えるが、すぐに全員が満足げな笑みを浮かべ、ついにきちんとできるようになる。しかし、いちばん多くを物語っていたのは、ペアになって「リーダーの言うとおり」ゲームをするエクササイズだ。ペアを組んだふたりが互いに指先を触れあわせ、片方の人が目を閉じる。リーダー役の人は、パートナーをやさしく誘導しながら部屋のなかを動きまわり、速さや方向を変え、思いきり高く伸び上がったり、床に深く沈みこんだりする。そのあと、それぞれの役割を交代する。

このセッションのはじめのうち、グループのひとり、17歳くらいの若い女性の体には、ありとあらゆる不安の徴候が表れていた。低く下げた目線、すっかり丸まった肩。ターナーの説明を聞くときには、自分をぎゅっと抱きしめていることも多かった。ところが、セッションの終わりが近づいたころに彼女のほうにちらりと目をやると、パートナーを導いて自信たっぷりに部屋を歩きまわっていた。まったく別人になったように、顔いっぱいに笑みを浮かべ、肩もリラックスしている。世界を相手にしても闘えそうな雰囲気だ。驚くほどの変わりぶりだった。そして、ターナーの話によれば、セッションで得たそうした自信は、日々の生活にも浸透するという。

「とんとん拍子によくなります」とターナーは言う。「スタジオの戸口をくぐってすぐに、姿勢が変わって、笑顔になるんです。それが学校の勉強や仕事、生活全般に影響しているという報告も受けています」

メンタルヘルスの問題やボディイメージに悩む若者——とりわけ女の子——はあまりにも多い。そうした現状からすると、ダンスには、インスタグラムのたわごとを無視し、自分の生まれ持った体を内側から愛おしむための強力な手段になる可能性が秘められているかもしれない。ターナーはグループに参加している若い女性の話をしてくれた。自分の体にひどい劣等感を持っていた彼女は、グループに加わった数週間後、ついにまた水泳へ行く勇気を奮い起こした。そうした勇気がいちどかぎりのものではないことも研究で示されている。外見を重視する若い女性はうつ病のリスクが高いが、ダンスをすると、ボディイメージと心の健康の両方が向上することがいちどならず実証されている。

そのいっぽうで、「感情を踊って表現」できるようになれば、自分という人間を知る助けになる。この点でも、ダンスには効果がある。自意識という（おそらくは特有の）才能の呪いにかけられた種であるわたしたちヒトは、自分の思考をあれこれ吟味するよりも、むしろ体の声に耳を傾けるほうが内なる感情にうまく触れられるのではないかと考える人もいる。

だが問題は、それができない人の割合が不安になるほど大きいことだ。女性の10％、男性の最大17％は、自分の感情が体のどのような感覚に表れているかを特定し、それを言葉にするのに苦労する。10％という数字はばかにならない――失語症を抱える英国人の割合とほぼ同じだ。失感情症《アレキシサイミア》と呼ばれるこの現象は、臨床的障害というよりも、むしろ個人の特性と見なされている。だが、この重要なコミュニケーションチャンネルを欠くと、精神障害につながるおそれもある。[19] うつ病、不安症、注意欠陥多動性障害（ＡＤＨＤ）、摂食障害は、いずれも失感情症と結びついている。明らかな身体的原因が存在しない線維筋痛などの慢性的な疼痛性障害も同様だ。[20] 多くの人に深刻な影響を与えている失感情症は、現代社会を悩ませるストレスや精神障害の蔓延の一因になっているのかもしれない。そう考えても飛躍のしすぎではないだろう。

幸せを感じる動き

身体化された感情とのつながりを取り戻す。それは結局のところ、問題の多いわたしたちの社会が切実に必要としている癒し薬なのかもしれない。実際、ダンサーで駆け出しの神経学者でもあるレベッカ・バーンステイプルは、博士号をそれに賭けている。

ダンスをつうじて自分の感情に耳を傾けることは、けっして贅沢な特権ではない。一日を明るくしてくれる趣味のひとつと考えるべきものでさえない。むしろ、生活の感情面をうまく操縦するために不可欠なものだとバーンステイプルは確信している。

彼女が引きあいに出したのが、ダンスがわたしたちの生理的機能に欠かせない要素であることを示唆する研究だ。それによれば、ダンスはストレスホルモンを取り除き、そのかわりに幸福のあかしである化学物質を血管に流すことで、わたしたちが体の警告シグナルを処理し、生物としてバランスのとれた状態に復帰できるようにしているという。そうした研究のひとつでは、ダンスの動きを採り入れた数週間のセラピーにより、軽度のうつ病を患う十代の少女たちの情緒面の健康が改善されただけでなく、ストレスホルモンが減少し、セロトニンが増加した。[21] セロトニンは、不足するとうつ病になりやすくなる神経伝達物質だ。

そうした変化は、ある程度までは、どんな種類のエクササイズにもあてはまるだろう。だが、バーンステイプルによれば、気分、自己認識、全般的な自信の改善という点でダンスがほかよりも優れていることが多くの研究で示されているという。そして、ダンスが優れているのはなぜかといえば、新しいかたちをとった動きが、過去に起きていたかもしれない状況や、未来に起きるのではないかと心配する状況への新たな対処法の練習に役立つからだとバーンステイプルは言う。対話によるセラピーと同じようなものだが、言葉のかわりにボディランゲージを使う点が異なる。

「何かを身体化するのは、話すのとは違います」とバーンステイプルは語る。「自分の感情を身体化するという行為には、親密さや直接性があり、感情について話すのとはまったく異なるんです」

そうしたダンスには、強烈なビートは必要ないし、もっと言えばどんな音楽もいらない。大切なのは、自分がしている動きに集中することだとバーンステイプルは言う。集中して動いているのなら、歩行でさえダンスと見なせる。瞑想で呼吸——たいていは無意識にしていること——に注意を向けるのと同じように、動きに注意を向けると、自動操縦《オートパイロット》が解除され、体の動かしかたに関して、否応なしになんらかの決断を下さないといけなくなる。そして、新しい動きかたを身につけたら、思考、気分、感情に向きあうための新たな方法が拓かれる。そこに利点があるとバーンステイプルは話す。

だが、それだけではない。ダンスは感情への新たな対処法を試す安全地帯にもなる。「レパートリーを広げるようなものです」とバーンステイプルは言う。「動きのレパートリーは無限にあります。それをほんの少し開拓するだけで、新たな可能性が浮かび上がります。まさに文字どおり、自分の幅が広がるんです」

それに対して、一日じゅうじっと座り、指しか動かしていないと、本来なら使えるはずの体のレパートリーのごく一部しか使わず、自分の最高の力を発揮するために必要なスキルを手に入れられないまま人生を進めるリスクを冒すことになる。

表情に富んだタイプのダンスは、それまでしたことのない振るまいかたを、結果をともなわずに安全に試す機会も与えてくれる。たとえば、対決の場面でついつい尻ごみしてしまう人なら、おそれずに毅然とした態度をとるシナリオをダンスで表現すればいい。そうすれば、行動のレパートリーが広がり、現実の生活のなかで選択肢として検討できるようになるとバーンステイプルは言う。さらに、たとえば路上強盗のような、トラウマにつながる過去のできごとの際にすくみあがってしまった自分の弱さを感じている人なら、そのできごとを演じなおせば、自分の身に起きたことをコントロールできるという、必要きわまりない感覚を得られるとバーンステイプルは説明している。

バーンステイプルによれば、ダンス療法では、それと同じ原理が利用されているという。「典型的なダンス療法のエクササイズでは、三つの要素からなる思考を提示して、一連の動きを使って表現してもらいます。たとえば、『わたしは昔こうだった、わたしはいまこうである、わたしはこれからこうなる』みたいなことを、三つの動きで表現します」。自分の体験をダンスに置き換えれば、想像のなかで過去へ戻って歴史を書き換える選択肢が手に入る。できごとそのものを変えてもいいし、自分の反応を変えてもいい。この方法なら、対話療法で昔の話を繰り返すよりもずっと建設的に、それまでとは違うかたちでトラウマを体験しなおすことができる。

ある意味で、ダンス療法はマインドフルネス瞑想の対極にある。マインドフルネスでは、思考や感情にはたらきかけたり、それを変えようとしたりするのではなく、そうしたものの存在に気づくことに重点が置かれる。ダンスでは、動きのなかで感情を誇張できるだけでなく、それに対する自分の反応を自分の望むように変えるチャンスも得られる。

ダンスをつうじて感情面の体験に注意を向けることには、それ以外の利点もある。ダンスをすると、自分の感情や他者の見せている感情を読む能力が高くなることが研究により示唆されているのだ[22]。個人と社会のエモーショナル・リテラシーが高くなれば、ひとりひとりのメンタルヘルスが劇的に改善するだけでなく、良好な関係を築いて、未来に待ちうける問題に対処しやすくなるかもしれない。

とはいえ、根本的な問題として残るのは、自分の感情をダンスで表現するくらいなら死んだほうがましだと思っている人が少なくないという現実だ。しかし、イスラエル・ハイファ大学の神経学者でダンサーでもあるタル・シャフィルの研究によれば、その現実さえも、かならずしも問題にはならないかもしれない。シャフィルは自身の研究のなかで、特定の動きが幸せや悲しみなどの基本的感情とどう結びついているかを分析した。これは身体性認知の基本中の基本だ。シャフィルの見解によれば、理論上は、一日のどこかの時点でそうした動きをしているかぎり、ダンスをするかどうかは関係ないという。

たとえば、シャフィルの研究では、「幸せ」の動きには、軽い足どり、手を上げたり広げたり跳びはねたりする大きな動き、リズミカルな動きの繰り返しが含まれる傾向があることがわかっている。実験のなかで、その種の動きを2分間させただけでも、参加者の気分が有意に向上した。そして、そうした動きをすべて含むユダヤの伝統舞踊「ハヴァ・ナギラ」を踊ると、エクササイズ用バイクを同じ時間こいだ場合よりも、有意に大きいうつ症状の軽減効果が得られた。椅子に座ったまま体を伸ばしたり、昼休みに軽やかな足どりで散歩したりするだけでも、それ以外ではつらいことばかりの一日を乗り切る大きな助けになるかもしれない。

耳石がもたらす快感

それができなくても、実証済みのいつでも使える方法がある。自宅のキッチンで、騒々しい音楽にあわせて跳びはねればいいのだ。見栄えはよくないかもしれないが、心臓をどきどきさせるほかの方法をしのぐほど、あなたの気分をよくしてくれることはまちがいない。[23]

不思議なことに、その気持ちよさの少なくとも一部は、転ばずにすんだ快感から生まれている可

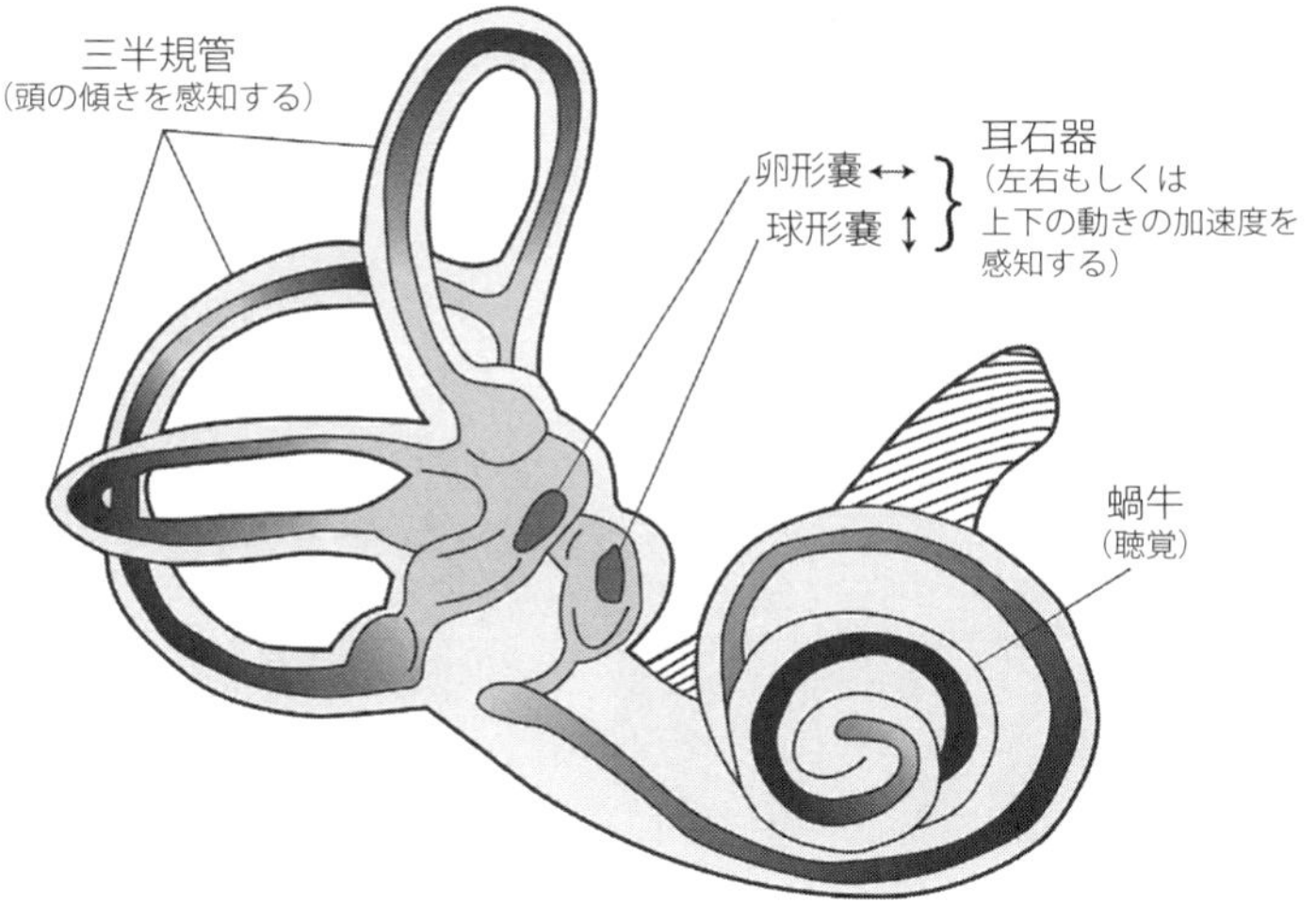

内耳の前庭系

能性がある。以前はマンチェスター大学の神経学者で、現在はジャズミュージシャンのニール・トッドによれば、その快感はつきつめれば、内耳の平衡器官に行きつくという。

平衡感覚を担う前庭系は、液体で満たされた三つの管からなるシステムだ。頭を前後にうなずかせたり、横に振ったり、左右に傾けたりすると、管を満たす液体がぱちゃぱちゃとはねて感覚毛を揺らす。この情報は、一組の「耳石《じせき》器」（ひとつは球形嚢、もうひとつは卵形嚢という）から来るインプットと組みあわされる。耳石器は重力の影響を監視し、いま進んでいる方向が前方と後方のどちらなのかや、上っているのか下っているのかを伝える役割を担っている（図版を参照）。

初期人類の前庭系の化石の研究では、人類がおぼつかない足どりで二足歩行する時間が増えるのにともない、内耳の大きさと形状が徐々に変化し、前方や左右へのぐらつきに対する感度が高まり、三半規管のうちのふたつで環が大きくなったことがわかっている。この転倒に対する感度の向上が、意図せずしてわたしたちのダンス愛を生んだ可能性もある。[24]

その根拠は、トッドが指摘しているように、喜びの感覚に関わる脳領域である大脳辺縁系に内耳が直接つながっていることにある。わたしたちがブランコやジェットコースター、あるいは自転車に乗って猛スピードで坂を下るのを好む理由はそこにあるとトッドは言う。それはいずれも、トップスピードで飛びまわるような動きをともなっている。宙を切り裂いて飛びまわりながら「ワーオ！」と叫びたくなるあの衝動は、超高感度の前庭系と脳の快楽領域との密接なつながりから生まれているのだ。それを踏まえれば、わたしたちが体を左右や上下に動かすのを楽しいと思うのは当然だとトッドは言う。平衡器官をからかう以上の快感はない。そして、ひとたびその感覚を味わったら、何度でも繰り返したくてたまらなくなるのだ。

そのほかの要素が絡んでいる可能性もある。一般的に言って、わたしたちがダンスをするときには、音楽は大音量でなければいけない。それは、ある一定の音量レベルを超えると音楽が耳石の芯をとらえるからだとトッドは言う。

耳石器は古くから存在する内耳の構成要素で、かつては平衡器官だけでなく聴覚器官の役割も兼ねていた。たとえば、魚類と両生類は、現在でも耳石の振動をつうじて音を聞きとっている。多くの動物では、進化の過程で蝸牛が聴覚の仕事を引き継ぎ、耳石は重力感知を専門とするようになった。だが、トッドの考えによれば、わたしたちの耳石はいまもまだ音を聞きとっているという。とりわけ低周波数の音、そしてそうした音が90デシベル以上で鳴っている場合だ。この魔法の数字は「ロックンロール閾値」として知られる。というのも、それ以下の音量では、音楽が人を突き動かさないように見えるからだ。[25] たしかに、ロックコンサートやダンスクラブで流れる音楽を測定すると、音量は90〜130デシベルの範囲に収まり、聴衆の動きの大半は低周波数域の音にあわせて起きている。

耳石器のひとつであり、上下の動きを感知する球形嚢は、とりわけ音に敏感なようだとトッドは言う。それは少なくとも、わたしたちが音楽にあわせて頭を振ったり足でリズムをとったりせずにはいられない理由を説明している可能性がある。ダンスフロアに響く重低音のドラムのビートに駆り立てられると、優雅にふわふわと動きまわるよりも、足をどんどんと踏み鳴らしたくなるのも、そのせいかもしれない。

グルーヴ感あふれるシンコペーションのビートがことのほか楽しいのは、瞬間的にバランスが崩され、自分を立て直すことを迫られるからだろう。要するに、ジョークを聞いて笑うのは、当初の予想を裏切られ、すべて策略だと気づいたときであるのと同じだ。拍子から外れると、ごくごく短期間の闘争・逃走反応が起動する。その瞬発的な不安が、万事問題ないとわかった瞬間に安堵の波にとってかわられるのだ。

トッドによれば、これもまた、もとをたどれば前庭系と、わたしたちを直立させるための仕組みに行きつくという。「シンコペーションは、運動中のつまずきに対する反射反応のトリガーのようなものと考えられます」とトッドは話している。[26] つまり、人類の歩行をもっとも的確に言いあらわす表現が「転倒の制御」であるとするなら、ダンスはなおのことそうなのだ。そして、自分の身を何度も何度も救うと最高によい気分になるのは言うまでもない。

動きかた：踊りながら

・**ビートにあわせて足を踏み鳴らす**――あるいは、頭を揺らしても、宙にパンチを繰り出してもいい。体を使ってビートを追えば、気持ちを高揚させるドーパミンの奔流が生まれる。それがわたしたちに快感を与え、もっとしたいという気にさせる。本気になってやれば、いつもと違う意識状態に放りこまれるかもしれない。

・**ほかの人と同期する**――ダンスクラスでもお気に入りのグループエクササイズでもなんでもいいが、ほかの人にあわせて動くと、脳が引いている「わたしたち」と「彼ら」の境界線があいまいになる。それにより、身体的にも感情的にも互いの距離が縮まり、協力しあえる可能性が高まる。

・**軽やかな足どりで**――ストレスを感じているときには、ちょっと休憩して軽い足どりで散歩をしてみよう。ジャンプして音をたてずに着地する練習をしてもいい。科学研究では、軽い足どりの運動が気分を高める手っとり早い方法であることが示唆されている。手を宙に突き出して、どうにでもなれというように振りまわせば、おまけの幸福感が簡単に手に入る。

・**バランスを崩す**――側転をしたり、でこぼこの坂道を自転車で下ったり、踊りながら頭を振ったりしてみよう。内耳の平衡器官は脳の快楽中枢とつながっている。転倒寸前（ただし完全には転ばない）の感覚は、ダンスをすると気持ちよくなる理由のひとつだ。

第5章

コア強化がストレスを軽くする

まっすぐ立ちなさい！

——みんなの母親、いつの世でも

コアと内受容感覚メッセージ

1945年、体幹《コア》を鍛える有名なトレーニングプログラムの考案者であるジョセフ・ピラティスが大胆な主張を展開した。「背骨を丸めたり伸ばしたりするエクササイズ」が「神経をリラックス」させ、「神経質から生まれる『毒素』」を取り除いてくれるというのだ。[1] ピーター・ストリックは、少し前だったら、そんな荒唐無稽な説を一蹴していただろう。神経学者で生粋の心配性でもあるストリックは、過去のあやまちをよくよく考えてしまう自分の傾向が健康によいとはとうてい言えないことをよくわかっている。だが、体と脳を行き来する神経経路の追跡に長年を費やしても、天然のコルセットをぎゅっと締めつければ何かしらの役に立つという説を裏づける生物学的根拠は見つからなかった。

「子どもたちに、ピラティスかヨガでストレスが軽くなるかもしれないから試してみなよ、と言われていたんですが」とストリックは話す。「いつも、おいおい、かんべんしてくれよ、と答えていました。でも、そんなときに」と彼は続け、ハリソン・フォードばりの薄ら笑いを浮かべた。「この研究をしたんです」

ピッツバーグ大学で神経学教授を務めるストリックはまじめな人だ。それは疑いようがないが、その集中力の鋭さは、穏やかな物腰と、みずからのストレスとの闘いに関する清々しいまでの正直さにやわらげられている。ピッツバーグにあるオフィスで、ストリックは自身の愛犬でもある感情支援犬を紹介してくれた。マイロという名のジャイアントシュナウザーだ。マイロは見るからに自分の務めを真剣に受け止めていて、わたしがひとりと一頭のあいだの椅子に座ると小さなうなり声をあげた。

いったい何が、ピラティスに対する彼の考えかたを変えたのか。その話に入る前に、ストリックはそれまでの自身の研究をざっと説明した。彼のライフワーク——そして情熱——は、複雑なループを描く神経回路のなかで、脳と体がどうつながっているかを示すマップをつくることにある。それは骨の折れる仕事で、退屈と思われることも少なくない。神経科学版のトレインスポッティング

〈機関車の型式やナンバーなどを覚えこむ、鉄道マニアの趣味〉のようなものだ。だが、ストリックに言わせれば、神経系の路線図とおもな乗り換え駅をつきとめなければ、体のどの部位が別の部位や脳と会話を交わしているかを知ることはできないという。そして、それがわかってはじめて、会話の内容や理由の解明に乗り出せる。実を言えば、かつては運動のみに関与していると考えられていた小脳と感情や認知を担う脳領域との神経的なつながりを最初に見つけたのも、ストリックだった。[2] 思考、感情、動きをつなぐ隠れたリンクの解明。まさにそれが、彼の天職なのだ。

　数十年にわたってその分野を研究したあとも、ストリックはまだ、体をねじって不自然なポーズをとることに、1時間ほど悩みから気をそらせる以上の何かがあるとする科学的な根拠はないと確信していた。ところが、最近の一連の実験で得られた驚きの知見から、その自説を考え直す気になった。2016年、ストリックの研究チームはほとんど偶然に、体幹の筋肉《コアマッスル》の動きの制御と体のストレス反応の最前線である副腎とをつなぐ神経経路を発見したのだ。

　この知見は、姿勢と精神状態との関連を探る心理学研究という、これまで大きな物議を醸してきた分野をめぐる議論に決着をつけるかもしれない。加えて、ピラティス、ヨガ、太極拳などのコアを使うエクササイズがストレスやうつ病、さらにはいわゆる「心因性」疾患——明らかな身体的原因がなく、たいていは「気のせい」とはねつけられる疾患——を軽減するように見える理由を説明する生物学的根拠となる可能性もある。

　ちなみに、ストリックは「気のせい」という言い逃れを嫌っている。彼が好んで引用するのが、

『ハリー・ポッターと死の秘宝』（静山社）に出てくる、仮死状態になったハリーがダンブルドア校長の幽霊に話しかける一節だ。ハリーの「これは現実ですか？　それとも、僕の頭のなかで起きていることなんですか？」という問いに、ダンブルドアはこう答える。「もちろん、きみの頭のなかで起きているんだよ、ハリー。だが、だからといって、いったいどうして、それが現実でないということになるのかね？」。「まさにそのとおりです」とストリックは言う。「こうした回路は、現実のものなんです」

そのつながりを指摘しているのは、ストリック教授とダンブルドア教授だけではない。神経学者たちはこれまで長年にわたり、受けとった情報を処理して意味を出力するブラックボックスのようなものとして精神を説明してきたが、最近では、精神の本質を理解するためには首から下で起きていることを考慮する必要があると考えるようになっている。

そのすばらしき新世界を要約する、お決まりの便利な言いまわしは存在しない。その一因は、「全人的《ホリスティック》」のような言葉を使わずに、心と体のつながりを言い表すのが難しいことにある。この言葉は正確ではあるものの、数十年来のニューエイジ的なたわごとのせいで価値を貶められてきた。体の内なる信号が意識に影響する仕組みを研究している神経学者のミカ・アレンとの対話から、そのジレンマを感じているのはわたしひとりではないらしいと知った。アレンは自身の研究内容を「脳と体の相互作用」と表現している。だがそれも、やはり脳と体がふたつの別々のもののように聞こえるため、完璧な表現ではないと認めている。とはいえ、「まったく古くさい、インプットとアウトプットといった考えかたから、もっと動的で身体的なもの」へ移行する試みにはちがいないとアレンは話している。

心と体をひとつの現象ととらえるこの新たな意識観では、どうやらコアに特別な意味があるようだ。まず、コアはほぼすべての体内器官が存在する領域であり、したがって、体内の状況に関する最新情報を脳に提供する内受容感覚メッセージの多くが発生する場所ということになる。体内器官が体の中心に集まるそうした配置は、わたしたちが世界のなかで一人称視点を持つ理由なのではないか。パリ神経科学大学院の神経学者カトリーヌ・タロン＝ボードリーは、そんなふうに推測している。彼女の説によれば、体の中心から外を眺める「わたし」が存在する感覚は、心臓や腸から来る無意識の内臓感覚を体が監視することから生じているという。心臓と腸はどちらも、脳とは独立した独自の電気リズムを生み出している。それが体の中心で絶えまなく刻まれる「時計のチクタク音」として機能し、自己感覚をがっちり固定するための信頼できる参照ポイントになっているというわけだ。[3]

胴体、とりわけコアマッスルは、まさに体の重力中心でもある。それは――どんなピラティスの先生もそう言うと思うが――姿勢とバランスにとってコアマッスルが重要な理由でもある。体が動いていないときでさえコアマッスルは軽度の収縮状態にあり、体重に負けて前かがみになったり何かにもたれたりしていないかぎり、つねに上半身を直立に保っている。そして、わたしたちが動いているときには、コアが動きに応じて体の中心部を安定に保ち、転倒せずに四肢を使って探索や周囲とのやりとりをこなせるようにしている。

この「踏ん張り」機能は自動的に生じるため、長いあいだ、思考はその仕組みになんの情報も提供していないと考えられていた。ところが最近の実験では、体と心のバランスは予想以上に互いに深く関わっていることが明らかになっている。

立ったまま思考してもらう——文字どおり立った状態で「ウォーリーをさがせ！」の科学版のようなテストをする——実験では、健康な人が立っているときには、コアなどの筋肉を使って上体の揺れを抑え、目——と頭——がタスクに集中できるようにしていることがわかった。[4]それと同じ仕組みから、直立状態を保つために集中しなければならない状況（たとえば、厄介な地形を歩く場合など）では、認知力がやや犠牲になる。

このトレードオフが本当に問題になるのは、認知力と姿勢のいずれかが、考えながら立っていられないほど、もしくは直立したまま思考できないほどの犠牲を被った場合にかぎられる。転倒は、全世界の事故死の原因としては交通事故に次いで二番目に多い。転倒の影響は60歳を超える人に偏っているものの、気がかりなのは、わたしたちが驚くほど若い時期からバランス能力を失いはじめることだ。[5]１０００人以上を対象にしたある研究では、女性のバランス能力は三十代でピークを迎え、その後は徐々に低下しはじめることがわかった。男性はそれよりもさらに早く、20歳から29歳までのあいだに衰えがはじまる。ただし、もともとのバランス能力は、男性のほうが女性より高い傾向にあるようだ（おそらく、筋肉量が比較的多いからだろう）。[6]認知スキルも、むこうみずな青年期が過ぎると下降しはじめる。脳トレーニング製品の会社の宣伝文句とは裏腹に、認知能力の老化を防止するもっとも確実な方法は、もっと頭を使うことではなく、できるかぎり体を動かし続けることだ。その効果の少なくとも一部は、どんな動きもコアのバランス機能を鍛えるという事実から生まれている可能性がある。

姿勢《ポーズ》の要素を含む太極拳などのエクササイズに、認知能力の向上に加えて、高齢者における転倒リスク低下の効果もあることが複数の研究で実証されている理由も、そこにあるのかもしれない。おそらく、思考しているあいだも、直立姿勢でバランスを保つ能力があまり犠牲にならなくなるからだろう。[7] そうしたもろもろを考えると、中年期以降は、少なくともコアを強く保つように努力するほうが賢明と言えそうだ。

背筋を伸ばすだけで

ストリックの研究の中心分野であるコアと感情制御のつながりに関しては、感情のバランスも体の安定に影響を与える証拠が続々と集まっている。たとえば、高齢者を対象にした研究では、転倒の最大のリスク因子は転倒の恐怖そのものであることがわかっている。これはひとつには、恐怖のせいで姿勢が変わり、前かがみになってバランスが悪くなるからだ。それだけでなく、心理学の実験では以前から、心の状態に関しては姿勢に大きな意味があることも示されてきた。不安症、うつ病、統合失調症などの精神疾患は、いずれも姿勢の変化と結びついており、それが転倒リスクを高めている。[8]

コアマッスルの活性化と感情反応との身体的な結びつきの解明は重要な意味を持つ。というのも、膨大な数の心理学研究がそのつながりを示しているにもかかわらず、背筋をぴんと伸ばした姿勢が前向きで力強い気持ちや掌握感と結びつき、いっぽうで背中を丸めた姿勢をとると見た目にとどまらない敗北感が生まれる理由を説明する納得のいくメカニズムは、長らく誰にも発見されていなかったからだ。そのパズルの決定的なピースがなかったころには、まっすぐ立つことで生まれる感情面の効果を期待効果（そうしろと言われ続けたせいで「よいこと」にちがいないと思いこんで生じる効果）だと一蹴するのはあまりにも簡単だったし、最悪のケースでは、お粗末な研究から浅薄なエセ科学が出現することもあった。

社会心理学者のエイミー・カディは、みずから犠牲を払ってそのピースを発見した。２０１２年、ハーヴァード・ビジネス・スクールの研究者だったカディは、自身が「パワーポーズ」と命名したものの研究を紹介するＴＥＤトークで旋風を巻き起こした。ダナ・カーニーとアンディ・ヤップ（どちらも当時はニューヨーク市のコロンビア大学に在籍）とともに実施した実験のなかで、カディは一群の実験参加者に「広がった」ポーズをとってもらった。参加者たちはできるかぎり空間を広く使い、脚を広げて立って腕を伸ばしたり、椅子にふんぞりかえって足を机に乗せたりする姿勢で２分間を過ごした。第二のグループの参加者は、背を丸めて座ったり、両腕で体を抱くような姿勢をとったりした。その後のテストでは、いわゆる「パワーポーズ」をとったグループは、背を丸めて椅子に2分間すわっていた人たちに比べて、力強さを感じる傾向が強く、ストレスを受ける状況にもうまく対処した。この最初の研究を実施したチームは、そうなる理由の説明として、パワーポーズをとるとストレスホルモンであるコルチゾールの血中濃度が下がるいっぽうで、気分を高めるテストステロン量が増えるというデータを提示した。[9]

この学説は人気を博し、カディのTEDトークは史上2位の視聴回数を記録した。メディアも大々的にこの話題を報じて流行に乗った。カディの著書はベストセラーになり、本人も世界中で自己啓発分野の講演者としてひっぱりだこになった。問題が浮上したのは、別の心理学者たちがこの実験を再現しようとしたものの、同様のホルモン変化が確認されなかったときのことだ。それをきっかけに、すべてがほころびはじめた。反動は容赦なかった。カディは同業者に叩かれ、欠陥のある科学を売りものにして、たったひとつの研究で名声をかすめとろうとしたと非難された。最初の研究論文の筆頭著者であるダナ・カーニーまでもが研究結果を否定し、個人的な見解として、あの結果は「真ではない」と話した。

最近では、カーニーは問題の研究についてメディアに話すことさえ拒んでいる。[10] とはいえ、意見が両極端に大きく振れるケースが往々にしてそうであるように、多くの心理学者のあいだでは、天秤の針は静かに中央へ戻りはじめている。現時点では、姿勢は重要であり、その正確な理由は不明であるものの、これまでにわかっているかぎりではおそらくホルモンのせいではない、というあたりに落ちついているようだ。
いずれにしても、この分野の研究を対象にした最近のレビューでは、くだんの研究のなかでも、その結果を活用したい人にとって重要な意味を持つ部分については、正しさが証明されているように思える。どうやら、開放的なポーズをとると、たしかに力強い気持ちが高まるようだ。[11] 当然と言えば当然の話だが、カディ自身はこの分野からすっかり手を引き、現在は成人どうしのいじめの影響に関心を向けている。

パワーポーズの旗振り役が別のものに関心を移したいっぽうで、ほかの心理学者たちからは、まっすぐに立った――または座った――姿勢をとるかどうかで、自分の思いのままになると感じるか、布団のなかに隠れたくなるかが左右される可能性を示す報告が続々と集まっている。また、背中を丸めた姿勢――カディが「縮こまった」ポーズと呼んだ姿勢――については、敗北感、社会との隔絶感、疲労感との結びつきが示されている。

そうした姿勢――胸を張って大きく膨らませるポーズと、背を丸めて縮こまるポーズ――は、人間以外の社会的動物でも見られる。その点からすると、学んで身につけた行動というよりは、おそらく生まれ持ったものであると考えられる。こんにちにいたるまで、縮こまった姿勢は、ライバルに対して「降参します」、困ったときに援助者に対して「助けてください」と伝える社会的なシグナルとして機能している。だが、人間であるわたしたちは、すばらしいことにメタ認知の能力を持っている。つまり、自分の行動、思考、感情を内省し、よいほうへ変えられるということだ。自分の姿勢を認識し、それを意図的に修正すれば、この無意識のシステムを乗っとり、姿勢を変えて、「いまの気分」を話しあう脳のチャットルームに送られるメッセージを変えることができるのだ。

それを実現するために、ニュージーランド・オークランド大学の健康心理学者エリザベス・ブロードベントは、姿勢の変化がストレスに対する生物学的反応をどう変えるかを調べている。これまでの研究では、背を丸めた姿勢で座る人は、リストに書かれた言葉のなかでもネガティブなものを覚えやすいのに対し、背筋を伸ばして座っているとポジティブな言葉を記憶しやすくなることが示されている。ブロードベントはそれを踏まえて、誰もが震え上がる最強の悪夢の標準化バージョンを有志の実験参加者に体験してもらった――短時間でスピーチ原稿を書き、面識のない口やかましそうな集団の前で発表しなければならない、という悪夢だ。これは確実に心拍数と血圧を高め、手のひらの発汗を促進する。そして、その人の気分がたまたますでに低調だった場合には、少なからぬ追い打ちをかけることになる。

だが、ブロードベントの研究結果からすれば、座っていても立っていても、背筋を伸ばした姿勢をとれば、この手のストレスをやわらげられるようだ。背筋を伸ばすと心がまえが前向きになることが、気分に関する評価の上昇、疲労感の低下、不安の低下により裏づけられた。背筋を丸めると、その反対の結果につながった――研究の参加者は、ひどい気分、敗北感、エネルギーの欠如などを訴えた。さらに、研究チームが参加者のスピーチ内容を分析したところ、「よい姿勢」をとったグループの人は、一人称で話す頻度が低かった。つまり、自分自身にそれほど注意を向けていなかったと考えられる。この結果は注目に値する。というのも、内面に注意を集中させる傾向はうつ病の特徴のひとつであり、自分をひどく責めて過去のあやまちをくよくよ考え続ける傾向につながっているからだ。

やはりブロードベントのチームが実施した別の研究では、背筋をぴんと伸ばす、もしくは自分の足を見つめる姿勢で、ルームランナーの上を歩いている研究参加者に、前述と同じストレスのかかるテストを受けてもらった。今回は、参加者の生理的状態も測定した。一般的な状況下では、短い猶予時間でスピーチをしなければいけないとなると、確実に心拍数と血圧が上がり、発汗量も増加する。にもかかわらず、この研究では、背筋をぴんと伸ばし、頭を上げて歩きながらそのタスクをすると、背筋を丸めていたグループに比べて、血圧と発汗量が有意に低下したのだ。また、意識がより明晰になり、疲労感も低下した。この実験だけでは、そうした効果が生まれるのは、背筋を伸ばすだけで自動的に血圧が低下するからなのか、背筋を伸ばすことでストレス反応が影響を受けるからなのか、もしくはその両方なのかはわからない。いずれにしても、背筋を伸ばしたグループの人は、スピーチ後の回復期の発汗量も大きく減少していたことから、背を丸めてストレスでくたくたになったグループよりも速く元気を取り戻せたと考えられる。そして、そこではたらいているメカニズムが正確にはどのようなものであれ、背筋を伸ばせばストレスを緩和できるという知見は、誰でも簡単に実生活に応用できる。

この現象の裏では、ほぼまちがいなく複数のことが起きているとブロードベントは推測している。その考えを研究で調べてみたことはまだないが、背を丸めた姿勢——そしてうつ病——の大きな特徴のひとつとして、視線が床に向きがちになる傾向がある。それは当然、その人が目にするものと、反応できるものに影響を与える。そして、注意を自分の内側に向かわせる可能性もあるとブロードベントは考えている。背筋を伸ばして世界を見わたせば、それだけで自動的に、より多くの相互作用が必要になる。また、背を丸めていると、心臓や肺や体の配管に物理的な影響が出るのはほぼ確実で、それが血圧や体を循環する酸素量に影響を与え、エネルギーのレベルに波及効果をもたらすとも考えられる。

ブロードベントは自身の知見を説明するメカニズムの明示を避けているものの（いわく「確たる裏づけになる研究結果が得られるまでは、自説の主張に関して少し謙虚になるのは、どんな場合でもよいことだと思っています」）、心に留めておくべき重要なメッセージははっきりしている——背筋をぴんと伸ばし、世界を真正面から見据えれば、つらい時間もどうにか乗り切れるという感覚が強まるのだ。

言うまでもなく、同じ効果をもっと系統だったかたちで得られる方法もある。背筋を伸ばし、体を広げる姿勢は、ヨガや太極拳の重要な特徴だ。ハーヴァード・メディカル・スクールのオッシャー統合医療センターを率いるピーター・ウェインは、そのふたつに焦点をあてた研究をしている。太極拳のインストラクターと研究者を兼ねるウェインは、最初は進化生物学、最近ではホリスティック医学を研究している。キャリアの初期には、伝説的な生物学者であるエドワード・オズボーン・ウィルソンの教えを受けた。ウィルソンはあるとき、ボディランゲージの進化に関する講義のなかで、体を大きく広げる「勝利」のポーズをとる世界中の人々のイメージを見せたという。「思わず叫びましたよ。当時はもう、太極拳の指導をしていましたから」とウェインは言う。「太極拳にその手のポーズがあふれているのは、これが理由なのかもしれないと考えるようになりました。もしかしたら、ヨガでとるそうした体勢も、なんらかの性質を符号化したものなのかもしれない、と」

ウェインは身体性認知と運動に関する最近の分析のなかで、まさにそのとおりであると結論づけた――具体的に言えば、ヨガや太極拳のポーズそのものが、気分を高め、冷静な集中の感覚を生み出しているのだ。ウェインは禅の大家である鈴木俊隆のこんな言葉を引きあいに出している。「これらの体勢は、精神のあるべき状態を獲得するための手段ではない。その体勢をとることそのものが、精神のあるべき状態なのだ[12]」

副腎から脳へ

ピーター・ストリックの研究室に戻ろう。支援犬のマイロはうなるのこそやめていたものの、黒くてふさふさとした太い眉毛ごしに、まだわたしに目を光らせている。姿勢がなぜ、わたしたちの精神状態に大きな影響を与えるのか。ストリックによれば、彼の研究チームが得た重要な知見は、その理由の解明を大きく前進させるだけでなく、現代生活のストレスにもう少しうまく対処するための手段を提示する可能性を秘めているという。

長年にわたる運動野のマップ作成研究を経て、ストリックがストレス系の研究をはじめたのは、ほとんど偶然のなりゆきだった。運動野は、ヘアバンドのように頭頂部を横切る細長い脳領域で、動くべきときに筋肉にメッセージを送る役割を担っている。２０１２年、デイヴィッド・レヴィンソールという名の胃腸病学者がストリックのチームに加わった。レヴィンソールの関心は、ストリックの神経トレース手法を使って、ストレスが消化管の健康に影響を与える仕組みを解明することにあった。当初、運動はその関心の範疇に含まれていなかった。レヴィンソールが知りたかったのは、ストレスにより悪化する消化管の問題があまりにも多い理由、ただそれだけだった。その探索のために、ストレス反応に関わるニューロンを脳まで追跡して、最終的に行きついた脳領域が翻って消化管に最新情報を発信しているかどうかを調べるつもりだった。

生まれついての心配性であるストリックは、その研究路線に興味をそそられた。「子どものころ、おなかが痛くなって、両親に医師のところへ連れていかれたんです」とストリックは振り返る。「その医師は、こんなふうに言いました。『この子はどこも悪くありません、なんらかの心因性の問題があるのでしょう、全部、頭のなかのことです』」。レヴィンソールとの共同研究は、ストリックにとって、あの素っ気ない医師が正しかったのかどうかをつきとめる絶好のチャンスだった。ストレス系の一部である副腎に照準をあわせ、神経の配線を脳まで追跡すればいいのだ――なにしろ、ストリックいわく、脳はたしかに「全部、頭のなかのこと」なのだから。

副腎は腎臓の上にあり、アドレナリンの分泌を担っている。アドレナリンは闘争・逃走反応を促進するホルモンだ。闘争・逃走反応のアクションの大半は、副腎の中央部にあたる副腎髄質で起きる。変型版の神経細胞とも言える副腎髄質の細胞は、アドレナリンを血中に分泌するだけでなく、脊髄へ、さらには脳へとつながる――神経の超高速ケーブルでできた――直通回線も備えている。

神経経路の追跡は、骨の折れるプロセスだ。あまり実施されていないのには、もっともな理由がある。このプロセスでは、調査対象の器官にウイルス――できればニューロンにしか感染しないウイルス――を注入し、神経系をつうじて拡散して脳まで到達するのを待つ。その後、ウイルスがどこに行きついたかを示すマーカーを使えば、脳のサンプルにしるしをつけられる。

数年にわたる試行錯誤をつうじて、ポリオウイルスや複数の単純ヘルペスウイルス株などのさまざまなウイルスを試した結果、ストリックの研究チームは、この仕事に最適なウイルスは狂犬病ウイルスであることをつきとめた。狂犬病ウイルスは、侵入地点から体の神経経路をたどってすばやく脊髄へ移動し、そこからさらに進んで脳までたどりつく。ウイルスが個々の細胞の接続地点を突破し、ニューロンから隣のニューロンへ飛び移りながら神経の鎖に沿って移動するには数日――ときには数週間――を要する。ニューロンだけに感染し、周囲の組織には影響しない特定の狂犬病ウイルス株を使えば、追跡したい経路がどこへつながっているのか、その明確な全体像を把握できる。言うまでもなく、治療法のない狂犬病ウイルスを使った実験を人間ですることはできない。

その点では、事実を隠してごまかすわけにはいかない――この研究の発見と引き換えに、複数のサルが死んだ。わたしは動物を愛しているし、それはストリックも同じだ。ピッツバーグ滞在中、研究の倫理面について何度も彼と議論した。そうしてたどりついた結論は、この問題に単純な答えは存在しない、というものだ。ヒトとよく似た脳を持つサルの研究を支持する理由は、同時にサルで実験をするべきではない理由にもなる。ラットの研究はサルほど物議を醸さないが、ラットの脳はヒトの脳にある比較的特殊な皮質領域の多くを欠いているため、ラットを研究しても意味がないとストリックは指摘する。古い小話に出てくる、なくした鍵を街灯の下で探す酔っぱらいのようなものだ。通りがかった人が手伝おうと足をとめ、どのあたりに落としたのかと訊くと、酔っぱらいは「向こうの公園のあたり」と言う。「じゃあ、どうしてここを探しているんですか?」と尋ねる通行人に、酔っぱらいは「ここなら見えるからね」と答える。

「齧歯類の研究はできますが、それでは何もわかりません」とストリックは言う。「それもひとつの選択肢ではありますが、街灯の下だけで答えを探すようなものです。このシステムについて何かを知りたいのなら、ヒトではない類人猿で責任のある実験をする以外にありません」

究極的には、その価値があるかどうかは、結果により手段を正当化できるか否かを検証したあとでなければ判断できないだろう。ストリックが苦渋とともに指摘しているところによれば、研究に使われるサルが狂犬病の症状に苦しむことはないという。ウイルスが神経系を通過するまでに長くて数週間かかるが、そのあいだ、ウイルスの存在を示す徴候はいっさい見られない。また、神経疾患に関しては現状ではほとんど手がかりがなく、その一因が神経系の配線を完全には理解できていないことにある点もストリックは指摘している。「するべきではないと考える人の言いぶんは理解しています」とストリックは言う。「そのいっぽうで、これは人間の健康状態を改善するために必要不可欠だとも考えています」

背中のマッサージが気持ちいいわけ

軽い不安症の状態で日々の暮らしを送っている人はあまりにも多い。そのせいか、人間の健康におけるストレスの影響は過小評価されがちだ。慢性的なストレスは、心臓疾患からがん、アルツハイマー病、うつ病まで、命を脅かすほぼあらゆる病気と関連づけられている。さらに、燃え尽き症候群、依存症、犯罪はいずれも、人生の難問に打ちのめされた人々となんらかのかたちでつながっており、それにともなう社会的・経済的コストも存在する。ストレスを制御する生理学的経路がつきとめられれば、しかるべき科学的証拠にもとづくストレス管理手法を利用できるようになるだけでなく、そうした手法の効果も大きく向上する可能性がある。

それを踏まえると、副腎髄質が運動に関係する脳領域とつながっているという発見は、驚きであると同時に、重要な意味を持っている。この発見が提示しているのは、考えかたを変えたり根深い感情面の習性を改めたりする必要のない、これまでとは違うストレス管理の道だ。また、運動を別の形式のセラピーを補足するものとして口先だけでほめそやすのではなく、心の健康を保つための重要な柱のひとつととらえ、マインドフルネス瞑想や認知行動療法などの心をベースにした介入療法と同等に重視すべきであることも示唆している。

では、どんな種類の運動をすればいいのか。それに関して、ストリックがサルの脳の運動野を調べたところ、副腎髄質との相互接続が圧倒的に多いのは、コアを動かす脳領域であることがわかった。「運動に何かがある。それは疑いようがありません」とストリックは言う。「そして、コアの活性化は、ほかのどの部位にもまして、副腎髄質に影響を与えます」

だが、このストレス制御ループは、コアにはじまってコアに終わるわけではない。言うまでもなく、困難な状況で気持ちを落ちつかせる方法は、その場から物理的に逃げ去る以外にもある。副腎髄質へ至る接続の少なからぬ部分は、認知（思考）に関する脳領域、とりわけ矛盾する情報の理解を助ける領域から出発している。これらの領域は、意識的に悩みから抜け出すような思考をしたり、不安を脱する方法を論理的に考えたりするときにもはたらいている可能性が高い。同様に、マインドフルネス瞑想の際に活性化することでも知られる前頭前野の感情に関する領域も、副腎髄質に接続している。この事実は、マインドフルネスが一時的にストレスを緩和する仕組みを説明しているとも考えられる。

興味深いことに、背中から送られてくる感覚情報を処理する脳領域も、ストレス系と会話を交わしている。背中を軽く叩いたりさすったりすると泣いている赤ちゃんが落ちつき、眠りに落ちやすくなる理由や、背中のマッサージを受けると信じられないほどくつろいだ気分になる理由は、そこにあるのかもしれない。

副腎とのリンクは、顔や目のまわりの筋肉を制御する運動野の領域でも見られる。これらの筋肉が動くのは、つくり笑いではない、目の輝きと目じりのしわを生むタイプの笑顔を浮かべたときだ。ある実験では、非常に厄介なタスクに取り組んでいる最中の人をうまく笑わせ、これらの筋肉を収縮させた。実験参加者が取り組んだのは、実際にやってみるまでは簡単に思えるタイプのタスクだ。利き手ではないほうの手を使って、2分のあいだに、1枚の紙の上にできるだけたくさんの星の輪郭を描く。いちばん多く描けた人はチョコレートの賞品をもらえる。ただし、このタスクには罠がある。紙は箱のなかに隠されていて、手の動きは鏡に映してしか見えないのだ。さらに、実験参加者には、たいていの人は2分で8個の星を描くことができ、描き損じは25回未満だと伝えておく。これは真実ではない。実際の平均はわずか2個で、描き損じは25回よりも多い。この実験をしたところ、タスクに人をいらだたせる性質があるにもかかわらず、目まで広がる満面の笑みを試行中ずっと浮かべていた人は、歯を見せるだけの笑いを浮かべた人に比べてストレスの影響が少なく、回復も早かった[13]（心拍数により測定）。

そうした結果からすると、自分の抱える問題について考えたり話したり、リラックスする時間をとったりするだけでなく、コアの筋肉をはたらかせるような運動をして、できれば満面の笑みを誘う何かをするという方法でも、精神面や感情面のストレスに対処できる可能性がある。おなかを抱えて爆笑すれば、そのストレス制御の二本柱をいちどに刺激できる。最近の研究では、思いきり笑うと、クランチエクササイズをするよりもコアを鍛える効果が得られることがわかっている。[14] それほどおもしろおかしい友人がいない場合には、笑い《ラフター》ヨガを試してみてもいいかもしれない。このヨガでは、呼吸法やそのほかの動きをつうじて、おなかを抱えて大爆笑するときに使う部位と同じ筋肉を鍛える。そんなことをするなんて恥ずかしいと思うかもしれないが、このヨガを対象にしたいくつかの研究によれば、効果はたしかにあるようだ。無理やり自分を大笑いさせた場合でも、本物の爆笑と同じ生理的変化が生じ、その過程で幸せな気持ちが高まる。[15] ラフターヨガについては、不安とストレスを軽減する効果があることも実証されており、うつ病治療の付加療法として活用できる可能性も秘めている。[16]

交感神経系のシグナル

コアが活性化して事態が好転する際にはたらくきわめて重要なメカニズムは、いわば生物学的な「参考情報」なのかもしれない。つまり、体が動いていて、基本的な生理的メンテナンスを必要としていることを副腎髄質に知らせているのだ。

この仕組みのもとをたどれば、そもそもわたしたちに脳がある理由に行きつく。わたしたちに脳が備わっているのは、体をうまく動かし、状況に応じた行動を起こせるようにするためだ。ストレスの大きい状況では、それは本格的な闘争・逃走反応を意味する。その場合には、命を守るための逃走や闘争に必要な燃料を供給できるだけのアドレナリン分泌が刺激される。それほど深刻でない状況なら、体が活動しているから筋肉を奮い立たせろと告げる控えめなシグナルが出されるかもしれない。

また、闘争・逃走反応にかぎらず、どんな種類の動きにも、体の交感神経系から来るインプットが関係している。交感神経系は、血管の幅の微調整による血流や心拍数の調節をはじめ、わたしたちの動きを可能にするために舞台裏でありとあらゆることをしている。この神経系は双方向で調節されている。つまり、体のニーズや生き延びるために必要とされる活動に応じて、反応の強さが絶えず変化しているということだ。

どんな動きでも、胴体の安定が重要な基礎になる。その理由は単純で、胴体は四肢を動かすための基盤になるからだ。「立った状態で手を伸ばしたときに姿勢保持筋が収縮しなければ、立っていられなくなるでしょう」とストリックは言う。ついでに、なんともすてきな心象を喚起する情報を補足しておくと、ほぼあらゆる動きには骨盤底（これもコアの一部だ）の筋収縮も関与している。というのも、ストリックの表現を借りれば「腸がお尻から出てしまっては困る」からだ。

ストリックが取り組んでいるたぐいの神経トーレスの唯一の欠点は、副腎へ送られるシグナルが「活動を強めろ」なのか「弱めろ」なのか、もしくはその両方の組みあわせなのかを判断できないことだ。しかし、これまでの数々の心理学研究のおかげで、姿勢が感情に影響を及ぼすことはすでにわかっているとストリックは言う。「その作用がどんなものなのか。それを知るための手がかりはたくさんあります」とストリックは話す。「うつ状態にいる人を見ると、姿勢が悪くなっています。そして、背筋を伸ばした姿勢には、よい影響を及ぼす何かがある」

ジャーナリスト特有の鬱陶しさを発揮したわたしは、さらにしつこく食い下がった。もしかして、その「何か」とは、「沈静化」シグナルか、もしくは「活性化」シグナルのスイッチオフなのではないか。「それについては、あなたと同じく、わたしにもよくわからない、と言っておきましょうか」とストリックは答えた。「それは仕方ありません。でも、脳の特定領域が副腎髄質に影響を与えていて、コアにストレス緩和機能としての何かがある証拠が数多く集まっているのはたしかです。それだけでも、じゅうぶんにすばらしいと思いますよ」。いまのところは、それでよしとしよう。

胃腸にも効く

ここで耳よりな話がある。大多数の人が一日じゅう座りっぱなしで、ストレス緩和手段としての動きの効果を無視しているとはいえ、コアの筋肉があらゆる動きに関わっているのなら、どんな動きかたを選んでもストレスレベルをやわらげる効果はあるはずだ。とくにストレスが大きいときには、コアを強く刺激するエクササイズを追加すれば、神経の配線の上流にメッセージを送り、体はもう危険を脱したからストレスの連鎖反応を解除してもだいじょうぶだと伝えられるかもしれない。そして、コアの筋肉をよい状態に保てば、中年期以降のバランス能力の低下を食い止めるのにも役立つはずだ。

日々の習慣を少し変えれば、さらに効果が得られるかもしれない。座りがちの生活は喫煙にかわる新手の悪癖のようになっているが、それでもコアにはたらきかける座りかた――背筋を伸ばして座っても、メディシンボール〔ボールの形状をした体幹トレーニング用具〕に膝をついたりボールの上でしゃがんだりしてもいい――をするほうが、ノートパソコンを膝にのせて背筋を丸めてソファに座る（身に覚えがあるはずだ）よりもはるかにましだろう。歩くという手もある。とにかく歩くこと。頭を上げ、背筋を伸ばし、誰彼かまわず笑みを向けたりしたら、ロンドンやニューヨークでは少しおかしな人に見えそうだが、都市生活のストレスの抑制に大きな効果を発揮してくれるかもしれない。

ストレスに関係する疾患を抱える人なら、さらに大きな恩恵を受けられる可能性もある。ストリックの共同研究者で、そもそも研究チームの目をこの路線に向けた張本人でもある胃腸病学者のデイヴィッド・レヴィンソールによれば、かつては「心因性」の消化管疾患とされていたものが、実は心と体の相互作用の不具合だったと見られるケースが増えており、コアの筋肉を鍛えれば治療の効果が得られるかもしれない。

その点に関しては、興味深い知見がある。健康な人の場合、消化管が食べものやガスを移動させるという本来の仕事をこなしているときには、腹部の内側の圧力変化を相殺するために、コアの筋肉が自動的に収縮する。ところが、一部の過敏性腸症候群（ＩＢＳ）患者では、この反応がきちんとはたらかない。過敏性腸症候群がしばしば膨満感を引き起こす理由は、それで説明できるかもしれないとレヴィンソールは言う。過敏性腸症候群におけるヨガの効果を調べる臨床試験では有望な結果が得られており、消化管の症状と不安の両方が軽減された。この結果は、コアを鍛えるエクササイズがストレスと胃腸のどちらの問題にも効果があるとする説を裏づけている。この効果を生む一因は、おそらくはコアの強化にあると考えられる。コアの強化は複数の点でよい影響をもたらす。心と体を結ぶ神経経路を活性化してストレスを軽減するだけでなく、おなかを引き締める筋肉も鍛えられるのだ。[17]

「臨床という観点から言えば、ヨガ、太極拳、ピラティスを組みこめば、ストレス軽減に向けた全般的な介入療法になると思います」とレヴィンソールは言う。「コアの筋肉を鍛えるエクササイズには効果がある。そうした見方が新たに生まれています」

腰筋でストレス管理

すべてを考えあわせてみると、ダンスや散歩をするにしても宙返りを習得するにしても、コアこそが、さまざまな動きと感情制御とをつなぐ共通の基礎になっているのではないかと思えてくる。コアマッスルのなかでも、つねに名前のあがる筋肉が腰筋だ。腰筋は脊椎と大腿骨をつなぎ、横隔膜と密接に結びついている。歩いたり走ったりするときに、脚を引き上げて前へ出す筋肉でもある。

その体内の位置と、呼吸と動きをつなぐという性質から、ヨガ、ピラティス、そしてそのふたつをダンスと組みあわせたジャイロトニックの界隈では、腰筋こそがストレス反応を「逃走する」という身体的行為に、さらにはその継続に必要な、いつもよりも深い呼吸に結びつける筋肉だとされている。そして、腰筋は座っている時間が長くなりすぎると短縮した状態になるので、その理屈からすれば、わたしたちが大きなストレスを抱えているのはとりたてて意外ではないと考えられる。要は、中途半端な闘争・逃走反応の状態に絶えず置かれているのだ。

現時点では、この理論は多くの推測とごくかぎられた科学研究にもとづいている。だが、ストレス反応とコアの関係をめぐるストリックの知見を踏まえれば、興味をそそる理論であることはたしかだ。運動により腰筋を伸ばして動きをよくし、それとともにほかのコアマッスルも鍛えれば、より健全で適応力のあるストレス反応を構築できるかもしれない。

いま求められているのは、ストレス管理に特化したコア強化手法を、ほかの介入療法と比較して検証する研究だ。これまでに実施されたいくつかの研究では、ピラティスによりメンタルヘルスが改善されることが示されているが、[18] 現時点ではまだ、その効果が呼吸や自分と向きあう時間、あるいは親切な指導者の影響による心の落ちつきではなく、ひとえにコアの安定から生まれているとは断定できない。

デイヴィッド・レヴィンソールも、もっと多くの研究が必要だと率先して認めている。だが、こうも話している。「腹部の筋肉を制御する脳領域が、ストレスに関連する器官の経路図のど真ん中を占めている。その事実は、偶然と言うにはあまりにも一致しすぎているような気がします」

パズルの最後のピースの到来が待たれるものの、重要なコアの筋肉をできるだけ鍛える努力をする価値があることについては、すでにじゅうぶんな証拠が存在しているのではないかと思う。少なくとも、そうすれば姿勢は改善されるはずだ。そして、それが気分と認知能力にほぼ即効的な効果を及ぼすこともわかっている。そもそも、人生をよりよいものにする運動をさまざまな面で支える基盤となる部位を鍛えたところで、とくに害はないだろう。ヨガでもダンスでも散歩でも、あるいはジムで仰向けになって鍛えるにしても、それがまさに「踏んばりどころ」なのかもしれない。

動きかた：コアを鍛える

・**コアにはたらきかける**――ランニング、ピラティス、ヨガ、水泳。どんな運動をするかは重要ではない。どんな方法でも、コアの筋肉をはたらかせる動きをすれば、脳を経由して副腎にメッセージが送られ、ストレス制御の効果が得られる。その正確な仕組みはまだわかっていないが、コアにはたらきかけると、体に「落ちつけ」と伝えられるようだ。

・**笑う**――おなかを抱えて爆笑すると、腹筋運動よりも効果的にコアマッスルを鍛えられる。そのストレス粉砕効果は、コアと脳を結ぶ経路のさらに先まで広がる。同時に満面の笑みも浮かべれば、おまけのストレス緩和効果も得られる。

・**座るときも立つときも背筋を伸ばす**――背筋が丸まっていると、前向きに考えるのが難しくなる。

立っているときも座っているときも、背筋を伸ばせば前向きな思考が生まれやすくなる。頭を上げて前を見据えれば、効果はさらに大きくなる。

第6章 細胞が変わるストレッチ

体を曲げるのは、折れてしまわないようにするため。
――作者不詳

ゆるゆるの結合組織「ファシア」

ハーヴァード大学のとある研究室で、1匹のラットが背を伸ばして「下を向いた犬《ダウンドッグ》」のポーズをしている。小さな赤い目をなかば閉じたその姿は、どこからどう見ても、わたしがそれをするときと同じくらい楽しんでいるとしか思えない。

良質のストレッチはまちがいなく、人生屈指の喜びのひとつだ。そして、とりわけ数時間を椅子で背を丸めて過ごしたあとには、動きを利用して気分を変える手っとり早い方法にもなる。

ストレッチは、凝り固まった筋肉をほぐす単なる一手段というだけではない。その事実が、少しずつ明らかになっている。それどころか、あの幸せそうなハーヴァードのラットとともにはじまった研究から、ストレッチが全身のリセット機能として作用し、心と体の広範囲に影響を及ぼす――そして、健康と幸福の生物学的基礎をも左右する可能性が浮かび上がっている。

厳密に言えば、長時間の静止状態のあとにするストレッチは、一般的なヨガクラスでおこなわれていることとは少し違う。肩甲骨をうしろにぐっと引いて、あごが外れそうなくらい口を大きく開けてあくびをしながら両腕をYのかたちにするたぐいのストレッチは、「伸張動作（伸び）」と呼ばれ、そのすべてが意識的にコントロールされているわけではない。哺乳類や一部の鳥類で広く見られることから、休息後に筋肉を目覚めさせるための反射作用として進化した可能性があると考えられている――脳まで走る感覚神経を発火させ、筋肉がそこにあることを思い出させて、動き出す準備を整えるというわけだ。

人類はいかにも人類らしく、この幸せな活動をそれほど楽しくないもの、運動の前後に「するべき」ものに変えてしまった。実際のところ「するべき」かどうかについては、答えはまだはっきりしていない。ストレッチにより運動中に負傷する確率が変わるのか、そして実際にパフォーマンスが向上したり妨げられたりするのか。それに関しては、科学者のあいだで意見が割れている。だが、体と心の相互作用という点では、もっと興味深い話がある。ストレッチが体の組織の物理的・化学的特性を細胞レベルまで変化させることが、新たな証拠により示唆されているのだ。さらに、その変化が免疫系をつうじて全身に波及し、心と体の健康と、そのふたつの重要なつながりに大きな影響を及ぼす可能性まである。

ストレッチの新たな役割をめぐっては、意外な事実がある。そのすべてが筋肉で起きているわけではないのだ。ストレッチで筋肉を伸ばすと、長いあいだ座りっぱなしだったせいで部分的に縮んでいた筋肉がゆるむことはよく知られている。座った姿勢から生まれる緊張の影響は、首、肩、腰に偏っている。その一因は、意識を集中させるときには、頭を固定して心身ともに集中できるようにするために、そうした部位の筋肉ががんばることにある。また、椅子に座っているときには、骨盤が前方に傾きがちになり、そのせいで腰に負担がかかり、股関節屈筋や腰筋などの胴体下部前方の筋肉が縮む傾向がある。しばらく座っていたあとに忘れずに体を伸ばせば、そうした緊張を解きほぐせる。じゅうぶんな頻度でおこなえば、長期的な凝りが定着するのを防げるかもしれない。

免疫系とのつながりの源は、筋肉とは別のファシア〔fascia は「筋膜」と訳されることが多いが、内臓などの筋肉以外のものを包む膜を総称した用語であるため、「ファシア」と表記する〕と呼ばれる組織だ。ファシアは結合組織の一種で、ひとことで言えば、わたしたちの体をひとつにつなぎとめている。内臓が動きまわって互いにぶつかりあったりせずに、体のしかるべき場所にとどまっているのはどうしてなのか不思議に思ったことがあるのなら、その答えはファシアだ。ファシアはあらゆる場所にある。鞘のように臓器をそれぞれの区画にわけ、あらゆる筋繊維と動脈を取り囲み、ひとつひとつの筋肉を包んでほかと切り離すと同時に、わたしたちが動くときに筋肉が互いに滑りあうようにしている。それどころか、例のラットのヨガ実験をハーヴァードでおこない、現在はメリーランド州ベスセダにあるアメリカ国立衛生研究所でファシアの研究をしているヘレン・ロンジュヴァンによれば、体内のすべての内臓、骨、神経細胞を取り除いたとしても、ファシアが無傷で残っているかぎり、体のかたちはほとんど変わらずに保たれるという。

厳密に言えば、「結合組織」は包括的な用語で、骨から血液、脂肪、軟骨、腱、皮膚にいたるまで、あらゆる種類のものが含まれる。そうした組織はどれも、多かれ少なかれ同じ基本構造を共有しており、細胞とさまざまなタンパク質が同じ種類の基質に配置されている。各種の結合組織の違いは、つきつめていけば、それぞれの構成要素の相対量と、基質に混ざっている別の成分に行きつく。たとえば、骨と歯の場合は、カルシウムが硬さを生み出している。ファシアは強力なコラーゲンとエラスチン（弾性線維）からなり、そうした線維が織りあわされ、頑丈だがしなやかな板状になっている。皮膚のすぐ下にある複数の薄い層からなるねばねばした粘着質のフィルムから、筋肉を包んだり各種の体腔を縁どったりしているもっと厚くて強靭なシートまで、さまざまなファシアが存在する。

いたるところにあるにもかかわらず、いや、もしかしたらそのせいで、この種類の組織は、体のほかの組織ほど研究されてこなかった。科学の黎明期から、解剖学者はその下にあるもっと興味深いものを調べようと、ファシアをはぎとってごみ箱に投げ捨ててきた。ファシアの存在に気づいていなかったわけではない――それどころか、いやというほど気づいていた。単に、解剖学的に森ではなく木を見たいのなら、べたべたとくっつき、ときにつるりと滑るあの白い物質は役に立たないと思われていただけだ。ありていに言えば、わざわざ長い時間をかけて、食品包装用フィルムの天然版のようなものの特性を調べても無意味だと考えられていたのだ。この種の「ゆるゆるの」結合組織は、体のさまざまな部位をつないできちんと袋で包むために存在しており、それ以上のものではない。それだけのことだと思われていた。

それに対して、代替医療の専門家たちは、長きにわたってファシアに魅了されてきた。自称では「身体構造統合」、他称では「ロルフィング」と呼ばれる一種の深部組織施術を1940年代に考案したアイダ・ロルフは、体の「エネルギー場」（とされるもの）を地球の重力場（こちらは実在のもの）にあわせて整えるうえで、ファシアは必要不可欠な構成要素だと考えていた。指圧師や整骨療法の専門家のあいだでも、マッサージや施術によりファシアを「リリース」すれば、動きがなめらかになり、あらゆる種類の病気を治療できると考えられている。近年では、「ファシア」は代替医療界の最新流行語になり、整体師、ヨガ教師、健康分野のカリスマたちがこぞってこのテーマをとりあげて実践してきた。その結果、実証されていることと実証不可能なことが渾然一体となり、何を信じればいいのか判断するのが難しい状況になっている。

炎症のスイッチを切る

ここ10年ほどで、科学者たちも興味を持ちつつある。この分野の研究をする科学者の大部分は、ロルフィング、カイロプラクティック、ヨガ、鍼に関する副業を持っていたり、少なくとも代替医療には効果があるとする説を支持していたりする。プロの懐疑主義者の立場をとり、幻想から真実を抽出することを務めとするわたしからすれば、その状況はどうにも厄介だ。というのも、そうした状況だと、彼らが研究対象を本当に客観的にとらえているとはなかなか信じられないからだ。

それが頭にあったので、ヘレン・ロンジュヴァンに連絡をとり、この分野における彼女の研究について詳しく話を聞くことには、少しばかりためらいがあった。ロンジュヴァンはその少し前に、体のおもなファシアの接合点に沿って走る経絡（鍼灸で用いられる謎めいたエネルギーの目に見えないライン）を図示した研究論文を発表していた。科学界には、その論文に眉をひそめる人たちもいた。[1]そのいっぽうで、ロンジュヴァンはベテランの科学者であり、ハーヴァード大学の教授職を経て、現在は国立衛生研究所のセンター長を務めている。そんな彼女の研究を、よく調べもせずに切り捨てることはしたくなかった。だが言うまでもなく、わたしは疑問を抱いていた。ロンジュヴァンは本当に、体内を流れる目に見えないエネルギーのラインが存在すると信じているのか？

「それはあくまでも仮説で、動かぬ事実ではありません」とロンジュヴァンは淡々と話した。「そのふたつの区別は、とても重要です。伝統を尊重するのは大切ですが、同時に、それが科学用語ではないことも認識しておく必要があります」

ロンジュヴァンが鍼に興味を持ちはじめたのは１９８０年代のことだ。当時、医師としてはたらいていたロンジュヴァンは、慢性の痛みを抱える患者に提供できる治療の限界にいらだちを覚えていた。そこで、鍼を研究しようと決めた。鍼治療に関する患者の質問に、少なくともある程度の知識にもとづいて答えられるようにするためだ。興味をそそる何かがあると感じたのは、鍼の実践クラスに参加していたときだった。それはやがて、ストレッチをめぐる科学の研究へと彼女を導くことになる。

「鍼の刺入のやりかたを教わっていたときのことです。先生に、鍼をくるくる回さないといけないと言われました」とロンジュヴァンは話す。「すると、刺入しているときに、何かが起きているのを感じたんです」。そのとき感じたのは、鍼が皮膚の下で何かをつかんでいるような、わずかに引っぱられる感覚だった。鍼を打たれている側の人は、鍼の周囲数センチの鈍い痛みとしてそれを感じる。鍼の世界では、この感覚は「得気《とっき》」として知られている。

10年ほど経ってからようやく、医療から研究の世界へ移ったロンジュヴァンは、鍼が皮膚を破って「気」を「得た」ときに細胞レベルで実際に起きていることを探るチャンスを手にした。ラットの組織サンプルを顕微鏡で見れば、それは一目瞭然だった。鍼が皮膚直下にあるファシアの層に達すると、ファシアを強くしているコラーゲン線維の束が鍼にとらえられる。そのあとに鍼をねじると、フォークに巻きつくスパゲティよろしく線維が鍼に巻きつき、それにより周囲の組織が少しだけ引っぱられ、その過程でごく局所的な緊張が生じていたのだ。

だが、本当に興味深いことは、コラーゲンのスパゲティが浸かっているソースで起きていた。コラーゲンのネットの密度はファシアのタイプによって異なるが、いずれもねばねばした粘液の層に据えられており、この粘液層のおかげで、さまざまな層の板状の構造が互いの上を滑走するように動くことができる。この粘液は、線維の生成と維持も担う線維芽細胞と呼ばれる細胞が分泌している。ロンジュヴァンの研究チームは、コラーゲン線維が鍼に巻きつくと、線維芽細胞もそれと一緒に動き、その過程で細胞の形状が変化することをつきとめた。

ロンジュヴァンによれば、この形状の変化は、細胞が平らになるまで受動的に引き伸ばされた結果として起きているのではないという。奇妙に思えるかもしれないが、細胞は自力で動くことができる。細胞にかかる機械的な力の変化（たとえば、わたしたちが動くときなど）に反応して動くケースが多いものの、細胞の内部や周囲で起きていることの結果として動く場合もある。細胞レベルの動きは、細胞内部の骨組みのシステムをつうじて生じる。細胞骨格と呼ばれるこのシステムは、拡大縮小する一種の道路網のようなもので、分子を細胞のあちらこちらへ動かすとともに、細胞にかたちと構造を与えてもいる。細胞骨格が拡大縮小すると、細胞の形状と大きさが変化し、それが引き金となって細胞の内部や周囲で各種のシグナル伝達分子が放出される。メカノバイオロジーという新興の分野では、この仕組みの影響が調べられている。また、そうしたちょっとした調整が積み重なった結果、細胞が近くや遠くの仲間たちと交わす化学的な会話という点で、生物学的に重要な変化が生まれる興味深い可能性も探られはじめている。[2]

ロンジュヴァンが発見したのは、鍼の施術中に、線維芽細胞の細胞骨格がみずから配置を変え、それにより細胞が自然と平らに引き伸ばされ、数倍の長さになることだった。[3] このプロセスの一環として、細胞はアデノシン三リン酸（ＡＴＰ）と呼ばれるシグナル伝達分子を細胞間質に放出する。学校で生物学をかじったことのある人なら、ＡＴＰは細胞内でのエネルギー放出のいわば「通貨」として機能する分子だと記憶しているだろう。だが細胞外では、ＡＴＰにはまた別の仕事がある。そのひとつが、組織の炎症レベルの制御だ。[4] また、接続組織のこわばりをゆるめ、しなやかさを高めるという副業もあるようだ。「細胞がＡＴＰを放出すると同時に、実際に組織がゆるむことが観察されました」とロンジュヴァンは言う。全体として見ると、鍵となっているのはファシアを構成する線維を引っぱることで、それが炎症に関わる免疫系を目覚めさせると同時に、組織のやわらかさと弾力性を高めているようだ。組織そのものの基本的な性質を実際に変えている可能性もある。

ここでひとつ、指摘しておくほうがいいだろう。この知見は、なんらかの病気の治療として鍼に効果があると証明しているわけではない。この知見から確実に言えるのは、鍼に組織が巻きつくと物理的に組織が引き伸ばされること、そしてそれが組織の構造を変化させることだけだ。そこから、ロンジュヴァンはこんな疑問を抱いた。鍼が要はごくごく局所的な引き伸ばし《ストレッチ》にすぎないのなら、その作用を起こすために、そもそも鍼を組織に刺す必要があるのだろうか？　単に……引き伸ばすだけではだめなのか？　そんなわけで、ラット組織を引き伸ばしてみた。結果を簡単に言ってしまえば、鍼とは別のなんらかの方法で引き伸ばしても、細胞レベルでまったく同じことが起きた。この結果を踏まえ、ロンジュヴァンは鍼をいったん脇へ置き、もっと一般的な――そしてあまり物議を醸さない――疑問へと駒を進め、ストレッチが結合組織の生物学的特性に与える影響を調べることにした。

この時点で、当然、こんな疑問が浮かび上がってくる――仮にストレッチがファシアのスパゲティの構造やソースの味を変えるとして、だからどうだというのか？　細胞レベルで変化する可能性があるからといって、それがわたしたちの心の状態とどう関係するのか？　その答えは、組織が引き伸ばされたときに生じる化学的変化と、そうした変化が体のほかの部位や脳に伝えるメッセージにある。そしてそのすべては、もとをたどれば炎症に行きつく。

過去20年ほどで、炎症とは、つきつめれば心と体が結びついた心身現象であることが少しずつ明らかになってきた。炎症は、病気や負傷に対する体の防御の最前線として機能する免疫反応の一翼を担っている――ひねった足首が熱をもって腫れたり、風邪をひくと鼻がつまったりするのはそのせいだ。厳密にどんな反応が起きるかは、感染症や負傷の性質によって変わってくるが、炎症の基本的な仕事は、問題のある部位に白血球をあふれさせることにある。送りこまれた白血球は、侵入してきた病原菌を食べたり、組織のダメージを修復したりする。やがて脅威が過ぎ去ったら、別の免疫細胞が別の物質を放出し、それにより炎症反応のスイッチが切れ、組織が通常の状態に戻る。

いずれにしても、それがあるべき姿だ。ところが、炎症は実際の緊急事態に反応するだけでなく、脅威と認識されたもの――おなじみの名前で言えばストレスにも反応して起動する。進化的観点から見れば、ストレスの本質はそもそもそこにある。つまり、何かがうまくいっていない、闘う準備をしたほうがいいと警告を発しているのだ。免疫系はその迫りくる脅威を真に受け、闘いでケガをした場合に備えて、いつでも対処できるように活性を高める。

　これはストレス反応の多くの面に言えることだが、祖先でうまくいっていたことが現代でも役に立つわけではない。そして、わたしたちの体は、まだそれに気づいていない。その結果、毎日、もしくは繰り返しストレスがかかると、「警報解除」のメッセージが送られなかったり、次の警報を出す理由がすぐに現れたりして、軽度の炎症が慢性的に起きている状態に置かれることになる。

　そこに問題がある。というのも、ひとつには身体的な健康が危険にさらされるからだ。慢性的な炎症は、慢性痛やアルツハイマー病は言うまでもなく、心臓病やがんなどの思いつくかぎりの命を脅かす病気に関係している。また、ストレスと精神疾患をつなぐミッシングリンクに関係しているとの見方も強まっている。[5]どんな人でも一度や二度、たいていは風邪やインフルエンザにかかったときに、炎症の精神的側面を経験したことがあるはずだ。無気力でみじめな、布団の下に隠れたまま放っておいてほしくなるあの気分は、「疾病行動」と呼ばれる数々の反応の一部をなしている。おそらく、ケガが癒えたり感染症が自然に治ったりするまでのあいだ、休息と他者との隔絶を求めるように進化したのだろう。そうした行動は炎症の副作用としてよく知られており、その最中の気分という点では、うつとほとんど見わけがつかない。

　数日で消えてなくなるなら、それもたいした問題ではない。厄介なのは、現代の生活では往々にしてそうはならないことだ。フルタイムで介護をする場合のような長期的なストレスや、大嫌いな仕事へ通うといった日常的に繰り返されるストレスがかかると、体がつねに軽度の炎症状態になり、その状態が解消されないことがある。さらに言えば、現代の生活には、炎症を助長する要素があふれかえっている。孤独と社会的排斥は、どちらも血中の炎症マーカーを増加させることがわかっている。座りがちのライフスタイルも同様だ。[6] 肥満も事態を悪化させている。なにしろ、炎症性サイトカイン（炎症反応を起動させて維持する生物学的メッセンジャー）は体脂肪にたくわえられているのだ。脂肪が増えるほど、炎症反応が強く、速く、そして長くなる可能性は高くなる。さらに、それだけではまだ足りないとでも言うように、炎症は加齢とともにひどくなり、心臓病から認知症、がんにいたるまで、老化に関連するさまざまな病気に一枚噛んでいる。炎症自体も老化を加速させる。[7]

ストレス、肥満、高齢化が現代生活の大きな特徴であることを考えれば、ストレッチのような簡単で気持ちのよいことが役に立つのなら、すばらしいニュースにちがいない。

そして、実際に役に立つという証拠もある。いくつかの研究では、ヨガや太極拳を定期的にする人では、血中の炎症マーカー濃度が比較的低いことがわかっている。とはいえ、呼吸や全般的なリラックスといったエクササイズ全体の効果から、ストレッチの効果だけを抜き出して調べるのは容易ではない。[8] ロンジュヴァンの研究チームは、ストレッチが単独で炎症にどう影響するかをもっと詳しく調べるべく、動物研究に加えて、有志の参加者を対象とした人間の研究も進めている。

これまでの結果はなかなか興味深い。２０１７年に発表されたロンジュヴァンのチームによる研究では、ラットの背中の筋肉にカラギーナンと呼ばれる物質を注入した。カラギーナンは海藻に含まれる炭水化物で、加工食品の添加物として一般に用いられているが、皮下に注射すると局所的な炎症を引き起こす。[9]注入の48時間後に、ラットの半数に「下を向いた犬」のポーズをさせた。その際には、尾をつかんでラットの体を持ち上げ、小さな手すりにつかまらせるという方法をとった。ラットは手すりに体を預けるようにして、心地よさげに思うぞんぶん背中を伸ばした。その最中はリラックスしたようすで、満足そうに見えた。残りの半数も同じ長さの時間を過ごしたが、ストレッチをする機会は与えられなかった。

その結果、ストレッチをしたラットでは、ストレッチをしなかったラットに比べて炎症部位が有意に小さく、組織の白血球数（免疫活動のサイン）も少なかった。この実験ではさらに重要な点が示唆された。どうやらファシアのストレッチをきっかけに、炎症のスイッチを切って組織を通常の状態に戻す一連の事象が起動するようなのだ。

慢性疾患になるのを防ぐ

これは大きな意味を持つ。というのも、炎症のおもな問題は、頻繁にオンになることではなく、オフにならないことにあるからだ。かつては、炎症は細胞の「片づけ」プロセスの一環として自然に弱まっていくと考えられていたが、現在では、炎症の消滅は実際には能動的なプロセスであることがわかっている。つまり、炎を沈静化させるためには、体が化学シグナルを送信する必要があるということだ。

2000年代はじめ、ハーヴァード・メディカル・スクールの免疫学者チャールズ・セルハンが、レゾルビン、マレシン、プロテクチンと呼ばれる3種類の分子グループを特定した。これらはいずれも、食べものに含まれるオメガ3脂肪酸から体内でつくられ、炎症を終わらせるはたらきを持つ。[10] ヘレン・ロンジュヴァンのチームと連携していたセルハンは、例のヨガをしたラットの組織に、ストレッチをしなかったラットに比べて高濃度のレゾルビンが含まれることを発見した。また、負傷した部位をストレッチすると、最悪の時期は過ぎ去ったと組織に伝える効果もあるようだった。

この効果が全身の健康に及ぼす影響のほどについては、まだ明らかになっていない。ハーヴァードの研究チームは、有志の参加者を対象とする人間の研究に着手し、ストレッチが炎症マーカー濃度と白血球数に与える影響を測定している。興味をそそられるのが、体の一領域をストレッチするだけでシステム全体の効果が得られる可能性だ――レゾルビンが血中に入ると、凝り固まった組織とは関係のない、感染症や慢性疾患、あるいは単なる老化という悲しいプロセスの結果として生じた炎症も消せるかもしれないのだ。だとすれば、最悪の一日がストレスを暴走させて慢性疾患へと至るのを食い止めるリセットボタンとして、定期的なストレッチを活用できる可能性がある。

研究チームが解明をめざしている疑問のひとつが、ストレッチをどれくらい長くすれば細胞の変化が起きるのかという点だ。ラットの研究では、1回のストレッチを10分間続けたが、それほど長くする必要はないかもしれない（そう願いたい）。また、自分の体に備わった力を使ってストレッチのポジションをとる能動的ストレッチのほうが、自然な可動範囲の限界でさらなる力を加える（もしくはほかの誰かに加えてもらう）受動的ストレッチよりも効果があるのかどうかも、まだわかっていない。動物を対象にした研究では、能動的ストレッチのほうが炎症を減らす効果が高いことが示唆されているが、この点についてはまだじゅうぶんに裏づけられていない。今後数年で答えが見えはじめるはずだ。

毒素を押し出す

いっぽう、それとは別の、だが関連のあるストレッチの効果にも目を向ける価値がある。もしかしたらそれは、細胞の変化に劣らず重要かもしれない。ストレッチには、ファシアに含まれる体液を物理的に勢いよく流し、体に定期的な大掃除をさせる効果がありそうなのだ。

２０１８年、病理学者のニール・シースを中心とするニューヨーク大学の研究チームが、ヒトのファシアのサンプルを自然な状態でじっくり観察することにはじめて成功した。その際に用いられたのが、生検用の組織の採取に使われている小さな医療用プローブに取りつけられる新型の顕微鏡だ。この新技術のおかげで、体外に取り出されて顕微鏡のスライドガラスの上でぺしゃんこになっていたときには密集したコラーゲン線維の網のように見えていたものが、自然な状態で観察すると、むしろ液体を吸ったスポンジに近い姿をしていることがわかった。シースの研究結果は、そのスポンジが押しつぶされると、体液がリンパ系へ流れ出ることを示唆していた。リンパ系はいわば体の配管システムで、組織の体液をリサイクルしてリンパ節を通過させ、問題がないかどうかを免疫系がチェックできるようにしている。

腸、肺、ファシア、脂肪層から採取した結合組織のサンプルを調べたシースの研究チームは、このスポンジのような構造は全身の疎性結合組織〔組織をつくる線維の量が比較的少ない結合組織〕の普遍的な特徴であると結論づけた。さらに、この構造に含まれる体液が全身に存在する体液に占める割合は、驚くほどの大きさにのぼるようだった。個々の細胞を取り巻く間質液は、リンパ系に流れこみ、そこできれいになってリサイクルされる。それは昔から知られていたが、結合組織もそのプロセスに関わっていることは新たな発見だった。この発見から、全身の体液ネットワークが存在する可能性が浮上している。そのネットワークが、シースらの研究論文で「全身を流れる間質液が通過する、圧縮および膨張可能な腔」と表現されているものをつうじて、さまざまな組織と免疫系のクロストークを可能にしているかもしれないのだ。[11]

シースの推測によれば、その体液は「体の体液量のおよそ20％を占め、だいたい10リットルほどになる」という。[12] だとすれば、リンパ液の最大の供給源というだけでなく、血液、細胞内液、そして脳と脊髄の周囲でパッドの役割を果たしている体液と並び、主要な体液区分のひとつということになる。

この発見は、見慣れた光景のなかに潜んでいた「新たな器官」として多くのメディアに報じられた。その表現自体はややオーバーかもしれないが、重要な発見であることはまちがいない。とりわけ、運動が健康によい理由を考える際には大きな意味を持つ。

ファシアとねばねばした体液の基質は、動きがシステムに欠かせない要素である身体部位に多く見られるが、そうした傾向は偶然の一致ではないかもしれない。たとえば、その一例である腸は、食べものを押しつぶすように体の一方の端から他方の端へとゆっくり運んでいるが、その手段となる波状的な筋肉の収縮は、おそらく周囲の結合組織も圧迫しているはずだ。同じように、肺、膀胱、心臓も拡張と収縮を休みなく繰り返し、内部や周囲の組織を曲げたり収縮させたりしながら、その圧により体液を押し動かしている。

そうした特定の臓器を取り囲む体液層は、もともとの仕組みからして動かされるようにできているが、そのほかの臓器や筋肉、そして全身の体腔を取り囲むファシアは、わたしたちが自発的に体を動かしたときにだけ、それにあわせて動くつくりになっている。「体液の動きが生理学的に重要な結果をともなうことは、まちがいありません。筋骨格ファシアでは、そうした動きは、体の動きにより生じます」とシースは言う。だとすれば、体液を滞りなく流して、免疫上の脅威に体がきちんと対応できるようにしておきたいのなら、座りがちの生活は最高の方法とは言えないだろう。

それで思い出したのが、ヨガクラスで何度となく言われてきたこと——筋肉から毒素を絞り出す、という表現だ。わたしはいつも、その考えかたを一蹴していた。はっきり言って、なんとなくよさそうだから信じるたぐいの説明のように聞こえるからだ。もしかしたら、それを信じる人がいるのは、ぐっと体をねじったときに、そんな感じのことが起きている気がするからかもしれない。でも、体の毒素の除去を本来の役目とするシステムに体液を流すために運動が必要だというのなら、ファシアをスポンジのように絞って毒素を押し出すという発想は、それほどありえないものではないのかもしれない。

ストレッチや全般的な動きによりファシアからリンパへ流れる体液量が増えることが科学研究で実証されれば、それは動かしがたい証拠になるだろう。しかし、まだたしかなところはわからない。というのも、わたしの知るかぎり、これまでにその手の研究をした人は誰もいないからだ。少なくとも、健康な人でおこなわれた例はない。がん患者を対象にした研究はいくつか実施されており、治療中にリンパ系の一部に損傷を負ったり除去されたりした患者のケースで、ストレッチを含めたエクササイズにより四肢の体液貯留が軽減されることが示されている。[13] したがって、ストレッチにより筋肉や臓器を取り囲むファシアを圧迫して体液を動かせば、炎症を起こす体液が組織内にいつまでもとどまらず、何か問題が生じても対処できるようになる可能性はある。

実を言えば、それはまさに、ヨガをめぐるもうひとつの俗信――ポーズがどういうわけか臓器をきれいにしてくれるという話と密接に関わっている。２０１９年夏、わたしはこの雲をつかむような、でも興味をそそる俗信が意味するところについて、とあるヨガのトップ指導者に質問する機会を得た。

シャラート・ジョイスは、アシュタンガ・ヨガのパラマグル（「導師《グル》のなかの導師」もしくは継承者の意）だ。彼はその地位を、２００９年に亡くなった祖父のＫ・パタビ・ジョイスから受け継いだ。現在は四十代後半のシャラート・ジョイスは、スリムかつ強靭で、気どったところがまったくない。たいていの人は、道で彼と出くわしても、見向きもせずに通り過ぎるだろう。だが、アシュタンガ・ヨガの本格的な実践者にとって、ジョイスはとんでもない大物で、神と王族とハリウッドスターを足して割ったような存在だ。彼の写真を掲げた祭壇の前で練習する信奉者は多い。ヨガ教師をしている友人に、ジョイスのロンドン滞在中にインタビューする予定だと話したときには、彼の足にキスするつもりかと訊かれた（しなかった）。

わたしたちは、ジョイスが滞在中の拠点にしていたロンドンの小さなアパートのダイニングテーブルで話をした。ヨガが体と心に与える影響について話しているうちに、わたしはふと、ジョイスが「ストレッチ」という言葉をいちども使っていないことに気づいた。わたしたち西洋人は、凝り固まった筋肉を伸ばし、柔軟性と強さを高めるための手段としてヨガをとらえがちだ。ところがジョイスは、柔軟性についてはは目標のひとつとしてさえ言及しなかった。それどころか、ポーズの核心は体を伸ばして背の丸まった状態を解消し、もっと人間らしいかたちにすることにあるのかと尋ねたわたしに、彼は笑い声で答えた。

「いやいや、違いますよ！」とジョイスは言う。「たしかに、そういうことも起きますが、でも

（中略）何をしているかと言えば、内臓のエクササイズをして、きちんと機能するようにしているんです。（中略）内臓がきちんと動いていないと、健康の問題が生じますからね」

その言葉は、科学者たちが言っていることに近いような気がする。それが本当なら、ヨガの本質は、鼻を膝にくっつけることではまったくない。体を曲げるのは、もっと重要な目標を達成するためのひとつの手段にすぎないのだ。わたしはそれまで、内臓のマッサージという考えかたをばかばかしいと思っていたが（内臓にマッサージが必要なら、どうして体はわざわざそれを骨の檻のなかに収めているのか？）、もしかしたら、体の動きをつうじて、内臓を囲むファシアの体液の流れを正常な状態に復帰させ、机で背を丸めているときにはできないやりかたで体の機能を保てるのかもしれない。

ありがたいのは、かならずしも脚を頭の向こう側に持っていかなくてもストレッチの効果を得られることだ。「やさしい力でなくてはいけません。その点は、どれだけ強調しても足りません」とヘレン・ロンジュヴァンは言う。「わたしたちが動物実験で組織にかけている負荷の大きさは、グラム単位です。とても小さい力です。個人的見解を言えば、もっと小さければなおよいと思います。いちどに細胞ひとつずつ、と考えるようにしています。ほんの少しストレッチをして、組織を大切に扱う——ぐいっと引っぱったりしてはいけません。ゆっくり、やさしく。それが鍵です」

そして、ジョイスがわかりやすい比喩で説明してくれたように、体が壊れるほど自分の柔軟性を試すのは、あまり賢明な目標とは言えない。「頭蓋骨は頑丈ですが——だからといって、岩に頭をぶつけなければいけないわけではないでしょう！　持つべきなのは、そういう分別です」

関節が柔軟すぎてもいけない

そうは言っても、体が伸びすぎるということもたしかに起こりうる。そして、それはそれで体にも心にも問題を生じさせる場合がある。およそ20％の人は、関節過可動の傾向を持つ。これはつまり、関節が通常の可動域を越えて引き伸ばされる現象で、俗に「二重関節」とも呼ばれる。[14]その原因は、体の結合組織のコラーゲンが異常に伸びやすいことにある。バレエダンサーや体操選手、ミュージシャンにとっては、関節を極限まで引き伸ばせるのは有益な能力かもしれないが、過度の柔軟性は、慢性痛、関節脱臼、さらには過敏性腸症候群などの消化系の問題につながる場合もある。さらに驚くのは、心の症状にも関係しているらしいことだ。

関節を曲げすぎると感情に影響が出るという知見は、１９５７年にまでさかのぼる。この年、スペインのリウマチ専門医ハウメ・ロテス＝ケロルが、関節過可動の患者において、過度の「神経緊張」と見なされる症状を記録した。この知見はおおむね無視されていたが、１９８８年、バルセロナのデル・マル病院の研究チームも、関節過可動の患者が不安症になりやすいようだと気づき、関連性を詳しく調べはじめた。以来、そのふたつにはたしかに強い結びつきがあることがはっきり裏づけられてきた。ある研究では、なんらかの不安障害を抱える割合は、関節過可動ではない有志の研究参加者では22％だったのに対し、関節過可動の患者では70％にのぼることがわかった。別の推計では、関節過可動の人では、不安症とパニック障害の割合が6倍になるとされている。[15]また、摂食障害、慢性痛、疲労感、ＡＤＨＤや自閉症などの神経発達障害との関連性も浮上している。

そうした問題が起きるのは、関節が本来なら止まるはずのところで曲がり続けると、体内の状態を感知する内受容感覚のプロセスが乱され、体内のメッセージの出どころをつきとめにくくなるからとも考えられる。サセックス大学のヒューゴ・クリッチリーの研究室がおこなっている研究では、それを裏づける証拠が得られている。動きすぎる関節の持ち主は、心拍数やそのほかのストレス関連の変化のような、体内で生じる内受容シグナルに対して過度に敏感であることがわかったのだ。これはよいことに聞こえるかもしれないが、体のどこでそうしたシグナルが生じているかを正確に特定できず、その意味するところをうまく解釈できない傾向もあるとなれば話は別だ。

そうした体内シグナルの不明瞭さからすると、過可動関節を持つ人は、心臓の高鳴りをあまりにも容易に不安と解釈してしまうかもしれない。その傾向は、とりわけ外から見て明らかにわかる心配の種がない場合には混乱のもとになる。体内シグナルに敏感な人ほど、関節過可動と不安症のあいだに強い関連性が見られることを示した別の研究も、それを裏づけていると考えられる。[16]

クリッチリーによれば、過剰にゆるいコラーゲンにともなうもうひとつの問題が、闘争・逃走反応の過活動に直接つながる可能性があることだという。その原因はつきつめれば、結合組織がいたるところにあり、基本的構造が体内のどこであってもほぼ同じだという事実に行きつく。つまり、関節のコラーゲンに伸びすぎる性質があるなら、多くの場合、血管を裏張りしているものをはじめ、ほかのあらゆる場所にあるコラーゲンも伸びすぎるということだ。通常の状況では、座っていたり横になっていたりした人が立ち上がると、血管が自動的に収縮し、血液が脚にたまって一時的な血圧の急降下が生じるのを防いでくれる。ところが、血管のコラーゲンが柔軟すぎると、この反射がうまく機能せず、直立するたびに血圧が下がるので、それを埋めあわせるために、心臓がより必死に血液を送り出さなければならなくなる。

体内シグナルに対する過敏さと、自律神経系の機能制御力の低さ。この組みあわせは、おそろしいことが何も起きていないときでさえ、関節過可動の人がきわめて不安を感じやすい理由を説明しているかもしれない。5人に1人が関節過可動であることからすれば、不安を抱えながらその原因がわからず途方に暮れている人の数の多さに深く関わっている可能性もある。

関節過可動とADHDや自閉症とのつながりはまだよくわかっていないが、サセックス大学の研究チームにはいくつかの考えがある。関節過可動の人に、外部から来る感覚信号や痛みに敏感な傾向があることは、複数の研究で示されている。だとすれば、この傾向が活動過多の体内シグナルと組みあわされると、外の世界から遠ざかるだけでなく、自分自身の圧倒的な感情からも解離しがちになる可能性がある。サセックス大学のチームの一員であるジェシカ・エクルズは現時点では「推測にすぎない」と述べているが、線維筋痛症などの関節過可動に関係する疾患の研究では、まだ初期段階ではあるものの、その可能性を示唆する知見が得られている。[17] 自閉症とADHDにも同じことが言えるかどうかは、いまのところまだわかっていない。

柔軟性が並外れて高い人の誰もが、なんらかの「欠陥がある」と見なされるのを受け流せるわけではない。自身も関節過可動であるエクルズは、それをじゅうぶんに承知している。とはいえ、そうした心と体のつながりを理解することには価値があるとエクルズは言う。不具合を「気のせい」とはねつけられ、自分が病気をでっちあげているような思いをしてきた人たちの慰めになるのならなおさらだ。

また、新しい治療方法をもたらす可能性もある。コラーゲンそのものの物理的性質については、できることはあまりない——伸縮性の高いコラーゲンをたまたま持って生まれた人は、ずっとそれとつきあっていくことになる——が、その物理的性質が特定の経路をつうじてメンタルヘルスに影響を及ぼすことがわかっていれば、体をベースにした介入療法を用いて心の状態を変えられるかもしれない。

考えられる方法のひとつが、関節まわりの筋肉の強化だ。これにより、過剰な伸びを防いで関節の痛みを軽減するだけでなく、体の動きの範囲をつうじて絶えず構築されては更新されている自己感覚の境界線をもっとしっかりしたものにできる。筋肉、とりわけ下半身の筋肉を鍛えれば、血液を上方に押し戻しやすくなるため、立ち上がったときの心拍の上昇を抑え、動悸と不安を軽減する効果も得られるかもしれない。

また、自分の内部感覚の理解力を高めるという方法も考えられる。内受容は訓練すれば高められるスキルだ。そんなわけで、エクルズの目下の研究では、体の感覚を正しくとらえて理解できるようにすれば関節過可動の人の不安を抑制できるか否かが探られている。

ＡＤＨＤと自閉症のケースでは、その種の介入を子どものころにおこなえば、どちらの疾患にも一般的に見られる不安症や感覚処理の問題が生じる確率を下げられる可能性がある。たとえば、作業療法に導入されはじめているあるアプローチでは、子どもがさまざまな身体部位を指さし、その部分がいまどんな感じかを語るゲームをしながら、指導者がその感情に名前をつける手助けをする。[18] 要は、自分の体のシグナルをもっとうまく解釈し、そうした感情を制御できるようになれば、つらい感情が生物学的機能にがっちり食いこんでしまう前に、少なくともその一部を早期に緩和できるかもしれないという発想だ。エクルズの以前の研究では、関節過可動の人は扁桃体（感情処理を担う脳領域で、特に恐怖や不安に関わっている）が平均より大きく、空間における体の表象に関係する脳領域が小さいことがわかっている。神経発達の問題を抱える関節過可動の子どもたちに自分の体の動きを理解するすべを教えれば、そうした問題が幼いうちに体と脳に定着するのを防げるかもしれない。

ストレッチの「限界」を知る

極端な柔軟性にともなう問題を踏まえれば、柔軟性を高める目的でストレッチをするのは、体にとっても心にとってもよいアイデアではない可能性があると言えそうだ。そして、関節、筋肉、結合組織は人それぞれなので、どれくらいストレッチをすればいいのかという疑問に対しては、誰にでもあてはまる万能の答えは存在しない。健康な可動域で能動的に関節を動かすことができ、そこそこのコアと関節の強さを備えている人に、そもそももっと柔軟になる必要があるのかという疑問についても同じことが言える。

ストレッチと免疫機能の関連性が浮上していることからすると、なんとなく腑に落ちないように思うかもしれない。だが、ロンジュヴァンの薦めているストレッチは、手がつま先に届くようになるまで毎日体を思いきり押すたぐいのものではない。その点は覚えておく価値があるだろう。ロンジュヴァン自身も、柔軟性を高めるのではなく、体の伸びる感覚を純粋に楽しむことを目標にしている。「難しいヨガや何かはしていません。ストレッチする必要があると思ったところをストレッチします。そして、それを楽しんでいます——いい気分ですよ」とロンジュヴァンは言う。

結局のところ、現時点でたしかにわかっている事実は、しばらく動かずにいたあとにするストレッチは気持ちがよいということだ。椅子から立ち上がったときに思いきり伸びをするのは快感だし、自分にはやっぱり手足があるのだと脳に思い出させてくれる。そして、体液を少しばかり流してもくれそうだ。もしかしたら、体と心をつなぎなおし、本来あるべきかたちで機能させる効果さえあるかもしれない。ただし、ここで言っているのは、通常の可動域内での動きとゆるやかなストレッチだ。ぴったり床につくまで開脚できればそれはそれですばらしいが、中心から約30度よりも大きく股関節を後方に引っぱるのは、正常な人間の動きの必要条件を越えている。

10年にわたってヨガとの情事にいそしみ、その成果となる得がたい柔軟性を多少なりとも手に入れた者の立場から言わせてもらうと、その機微を文章で説明するのは簡単ではないし、実践するとなるとさらに難しい。アシュタンガ・ヨガの創始者で導師の故K・パタビ・ジョイス（シャラート・ジョイスの祖父）のしばしば引用される言葉として、「体が硬いのではない、心が硬いのだ」というものがある。あなたの体をぐいと引っぱってとんでもない姿勢にしようとする、あまたのヨガ教師が繰り返してきた言葉だ。実際のところ、それを裏づけるいくつかの証拠も存在している。ストレッチはたしかに柔軟性を高めるものの、それはかならずしも、筋肉が物理的に伸びるからではない。そうではなく、いま動かせる範囲を越えて関節を動かしてもだいじょうぶだと神経系が再教育されるのだ。限界に達しそうになると、体はブレーキをかけてケガを防ごうとする。その範囲を越えてやさしく動かせば、もう少しだけ手綱をゆるめるように神経系を説得できることが研究により示唆されている。ストレッチの「限界」は、筋肉が思う限界ではなく、神経系が引くラインにあるということだ。

とはいえ、関節をなだめすかして、心地よく動く範囲から度を越して逸脱させるよりも、その「ライン」の内側にとどまっているほうがよいとする見解もある。シャラート・ジョイスとの対話のなかで、彼の祖父の言葉をあまりにも文字どおり解釈するのは危険なのではないかと疑問をぶつけてみたところ、ジョイスもそれに同意した。「場合によっては（中略）体が柔軟でも、心がやめろと言うことがあります。そういうときは、少しだけがんばる必要があります」とジョイスは話した。しかし、こうも言っていた。「でも、自分の限界は知っておくべきです」

動きかた：やさしく伸ばす

・**伸び**——しばらく座っていたあとには、立ち上がって腕と脚を伸ばそう。そうすれば、脳が自分には手足があるのだと思い出せるし、凝り固まった筋肉もゆるめられる。少なくとも1時間に1回はそうしよう。もっと多くてもいい。

・**動き、体を伸ばし、ひねる**——筋肉や内臓を取り囲むファシアを圧迫すれば、免疫系に関わる体液を流す効果があるかもしれない。やさしく動かし、通常の可動域を越えようとはしないこと。体の伸びを感じられるくらいの動きでいい。

・**柔軟性と筋力を一体に**——ゆるやかなストレッチと筋力トレーニングを組みあわせるといい。とくに関節過可動の人には効果がある。筋力と柔軟性が一体になれば、不安に対抗する強力な武器になる。

第7章
脳力を引き上げる呼吸法

呼吸を操り、それにより心をコントロールせよ。
——B・K・S・アイアンガー[1]

ため息も役立つ

映画『猿の惑星：創世記《ジェネシス》』（2011年）に、猿のシーザーがはじめて言葉を発するシーンがある。シーザーは自分を虐待する人間に「やめろ《ノー》」と叫び、殴り倒して気絶させる。不気味でおそろしい場面だ——その理由は、動物が言葉を使ってわれわれ人間に対する感情をこのうえなくはっきり伝えているからだが、それだけではない。さらに胸を騒がせるのは、そのあとに何回か深呼吸をして、自分を落ちつかせようとするシーザーの姿だ。

そのようすを見て、なぜそんなに動揺するのか。それにはもっともな理由がある。呼吸のコントロールは、人間にしかないスキルというだけでなく、心と感情を自己制御する人類独特の能力と密接に結びついている。たとえ一瞬たりとも意識したことがないとしても、わたしたちは本能的にそう認識している。人間よりもはるかに優れた体力と敏捷性を備えたほかの動物がそのスキルまで発達させたら、自分たちはもうおしまいだと、心のどこか奥深いところで知っているのだ。

さいわい、現実の世界では、ヒトにごく近い親戚で人間レベルの呼吸コントロールらしきものが見られた例はない。[2] とはいえ、わたしたちヒトも、その能力をじゅうぶんに活かしきれていないことはまちがいないだろう。ゆっくりした深い呼吸は集中力を高め、冷静さが失われてしまいそうな場面で落ちつきを保ち、さらにはいつもと違う意識状態へ導いてくれる。そんな報告が過去数世紀にわたって東洋の伝統の実践者たちから寄せられてきたにもかかわらず、忙しい日々の生活に追われるわたしたちの大多数は、ごく単純でさりげないその動作に専念する時間をいまだにつくっていない。

もちろん、わたしたちは昼も夜も無意識に呼吸しているが、ほとんどの時間はそれについてあらためて考えたりはしない。かなり長いあいだ、科学者の大多数もそうだった。空気呼吸するほかの動物と同じく、わたしたちヒトでも、脳のとくに古い領域である脳幹が呼吸速度の設定を担っていることは古くから知られていた。そのはたらきのおかげで、わたしたちは肺を経由して血液に酸素を送りこみ、不要な二酸化炭素を排出することができる。これは人生の最初から最後の最後の瞬間まで、昼夜を問わずおこなわれている。吸う、吐く、吸う、吐く。

その役割を担っているニューロン群は、１９７０年代にジャック・フェルドマンという名の博士課程修了後の学生により特定された。フェルドマンはその場の思いつきで、自身の発見を披露する会議の卓上にたまたまあったドイツワインのボトルにちなんでそのニューロンを名づけた。のちに、フェルドマンはベッツィンガー複合体とみずから命名した領域の世界的権威となり、その領域が隣にあるプレベッツィンガー複合体とともに、呼吸の速さとリズムの設定に関して重要な役割を担い、血中の酸素が不足しているときに呼吸を強化していることを証明した。

さらに、それよりも小規模なニューロン群が、およそ5分おきにため息をつかせる仕事をしているようだ。カリフォルニア大学ロサンゼルス校（ＵＣＬＡ）のフェルドマンの研究室で最近おこなわれた研究では、このはたらきは、肺の空気嚢がつぶれて、しぼんだ風船のようにくっつきあってしまうのを防ぐための生理学的反射であることが示唆されている。[3] イヌ、マウス、ネコなどのヒト以外の種も、それぞれ微妙に異なるペースではあるが、同じ理由でため息をつく。したがって、イヌがため息をついているのを見ると、外へ出てリスを追いかけたいのに、ほかの指と対向する親指がないばかりに玄関を開けられないせいだろうと思うかもしれないが、実はそうではなく、浅い呼吸が一定の期間続いたあとに、肺が自動的に膨らみなおした可能性のほうがずっと高いだろう。

とはいえ、わたしたち人間は、憤慨、悲しみ、安堵などの感情を表す目的でもため息をつく。複数の心理学研究では、感情をともなうため息――たとえば、心理学者にパズルを解けと指示されていながら、そのパズルが実は絶対に解けないものであるとは伝えられていないときにつくたぐいのもの——が、一種のコミュニケーションであるだけでなく、呼吸システムのいわば「リセット」としても機能していることが示唆されている。ストレスにともなう浅い呼吸や不規則な呼吸が一定の期間続いたあとに、ため息をついて呼吸を通常の状態に戻すというわけだ。[4] このため息の反射を意識的にコントロールすれば、呼吸を意図的に操って精神面の利点を得られる、このうえなく簡単な方法になる。うまくタイミングをはかって深いため息をつけば、それが心のリセット機能としてはたらき、ストレスの続いた期間を忘れてほかのことへ気持ちを向けやすくなるかもしれない。

だが、このため息の反射を乗っとる能力は、呼吸コントロールの初歩にすぎない。呼吸の本領は、呼吸の速さと深さをもコントロールし、数ある心身効果のメニューのなかから好きなものを選べるところにある。猿のシーザーのように、わたしたちも深呼吸を利用して気持ちを落ちつかせたり、集中したり、次にとるべき行動を考えたりすることができる。少し練習を積めば、呼吸コントロールのテクニックを使って、しばしのあいだ現実から逃げたり、心と体の両方から離れて休むべきときに休息をとったりもできる。あるいは、修道僧のまねをして、精神的にも感情的にも超越したところから、プレベッツィンガー複合体のリズミカルなはたらきを堪能してもいい。そのどれもが、簡単でありながら、あなたの考えかたと感じかたに大きな違いをもたらしてくれるかもしれない——そしてそれには、確固たる生理学的根拠がある。

わたし自身も落ちつきのない人間なので、自分の呼吸にじっと集中するという行為を誰もが自然に思いつけるわけではないことは重々承知している。ニューエイジ的な瞑想を思わせるという理由で呼吸コントロールに拒否感を持つ人もいるし、クッションの上にじっと座っている時間があるなら、そこまで退屈ではないほかのことをするほうがいいと思う人もいるだろう。だが、どんな言いわけをしようが、いまやじゅうぶんな科学的裏づけがある。体内に空気を取りこむ速度、深さ、経路のコントロールに必要とされる簡単な動きの習得は、思考と感情をうまく操縦するための手軽な一手段になる。この領域に関わる体の動きをマスターすれば、脳やそのほかの身体部位のはたらきに介入し、それらの設定を変え、あなたが動いていようがデスクに縛りつけられていようが、精神から最高の力を引き出せるようになるのだ。

わたしたちヒトが幸運に恵まれ、呼吸のしかたに影響を与える筋肉を意識的にコントロールする技術を身につけられたのはなぜなのか。その正確なところは誰にもわからないが、フィクション上の猿のシーザーのケースと同じように、そうしたコントロール技術の獲得とほぼ同時期にヒトが話す能力を手に入れたと見られていることは、おそらく偶然の一致ではないだろう。うなったりうめいたり吠えたりする場合とは違って、発話をするには、長い呼気をコントロールしつつ、そのあいまに完璧なタイミングで息を吸い、喉頭、唇、舌を巧みに操る能力が求められる。10万年前から160万年前までに生きていた大昔のさまざまな人類種の骨格を比較した研究では、現生人類と興味深いことにネアンデルタール人が、それ以前の種と比べて、呼吸筋と顔面筋につながる神経の収まるスペースが有意に広い脊柱を進化させていたことがわかった。この進化により手に入ったものが、呼吸とそこから生まれる音を微調整するために必要な「ハードウェア」だ。平原の向こうにいる相手にうなり声で呼びかけていた祖先たちをよそに、この新たに生まれた幅広い音のレパートリーは、それまでにない有益なコミュニケーション方法を発展させた。[5]

そこに行きつくまでの経緯はどうであれ、わたしたちは最終的に強力なツールを持つに至った。その利点を活用するのに、引きしまった体や柔軟性や強さは必要ない。とりたてて身軽である必要さえない。驚くほど簡単だ。そして、はっきり言って、現代の生活には生理機能、精神、感情の状態をコントロールできれば有利になるであろう状況が山ほどある。

呼吸で脳波を操る

一例を挙げてみよう。わたしはいま、この文章を、十歳そこそこの息子よりも年上で、ほとんど同じくらい重いような気がする煉瓦じみたノートパソコンで書いている。頼りにしていたマシンは昨日、カップ一杯のお茶をぶちまけてしまってから、うんともすんとも言ってくれない。それで世界が終わるわけではない――わたしが失ったものは、たぶん、２０００ワードと、あちらこちらで加えた修正くらいだ――が、執筆中のこの本の締め切りまで数週間しかなく、そのあいだに2万ワードが立ちはだかっている現状を思えば、いまのわたしは非常に大きなストレスを感じていると言っても差し支えないだろう。でも、明るい面にも目を向けると、そのおかげで、呼吸コントロールの威力を利用する完璧な機会が手に入ったのだ。うまく呼吸をコントロールすれば、頭のなかが制御不能になりそうなときでさえ、落ちついた集中の感覚を得られるかもしれない。

おたおたするのをやめてどうにか仕事に戻ろうとしていたわたしは、集中力を高める7分の瞑想動画をユーチューブで見つけ、椅子に座ったまま背筋を伸ばし、言われたとおりのことをしてみた。動画の最後までスキップしてしまいたい衝動を覚えつつ、数分のあいだ、ゆっくりとした深い呼吸に集中していると、頭のなかのぐるぐるが止まり、叫びたい、泣きたい、横になりたい、死んでしまいたいという切迫感が少しずつ消えていった。

そう、たしかに効果はある。でも、わたしはそのときすでに、効果があるだろうことを知っていた。というのも、数世代にわたる修道僧たちの経験に加えて、続々と集まる科学研究の結果からも、呼吸をコントロールしているときに実際に起きている現象が裏づけられているからだ。呼吸を操っているときのあなたは、実は脳波を操作し、その波動のペースを呼吸の速さと結びつけているのだ。

脳波（神経振動とも呼ばれる）とは、一群のニューロンが脳全体で信号を伝える際に生じるリズミカルな電気的活動の波を意味する。じゅうぶんな数のニューロンが同時に発火し、その波にじゅうぶんな強さがあるときには、頭皮に取りつけた電極をつうじて測定し、活動の山と谷を示すグラフに変換できる。この技術が発明されてからすでに100年ほどが経っているので、科学者たちはいまや、脳波の周波数がそれぞれに異なることや、特定の場面で優勢となる周波数を調べれば現在進

周波数帯域	周波数（Hz）	思考のタイプ
ガンマ	>35	問題解決、集中
ベータ	12-35	活発な思考、外部への集中、不安
アルファ	8-12	リラックス、内省、受動的注意
シータ	4-8	深いリラックス、眠気、内部への集中
デルタ	0.5-4	睡眠

出典：『脳波と発話ベースの感情認識入門（*Introduction to EEG- and Speech-Based Emotion Recognition*）』（2016年、19～50ページ）

行中の処理の種類を探る手がかりになることを知っている（表を参照）。

脳波とビートの同調の例でも説明したように、脳の広い領域で脳波が同期すると、さまざまな種類の処理を専門とする領域が同じリズムで波打ち、さまざまな種類の情報――たとえば、わたしたちが見たり、聞いたり、嗅いだりするもの――を同じ体験の一部としてひとつに結びつけられるようになる。この仕組みをつうじてさまざまな種類のインプットを受けとり、情報をまとめ、その意味するところを理解すれば、脳は「2＋2」から「5」の答えを導き出せる。

こうしたプロセスと呼吸とのつながりは、鼻の上部にある感覚神経をつうじて生まれている。このニューロンにはふたつの役割がある。ひとつは、空気に乗って嗅球に運ばれてきたにおいに関する情報を伝えること。もうひとつは、ふわりと通りすぎる空気の物理的な動きを検知することだ。このふたつの役割のおかげで、鼻を絶えず出入りする息の動きが、においにもとづく情報を脳に届けるタイミングを定めるメトロノームのように機能する。においの情報は、いま現在の環境がどれくらい安全で、どれくらい報酬があるかについて、多くのことを語っている。したがって、進化という観点からすれば、記憶などに由来するほかの重要な情報が、そのリズミカルな周波数帯域に同乗するのは理にかなっているだろう。

動物を対象にした研究では、実際にそうなっていることが示唆されている。呼吸と脳波の同期は、まずにおいが検知される嗅球で起きるが、その後、においに意味を割り当てる脳領域まで広がる。マウスの研究では、呼吸に関連するリズムが、記憶を担う脳領域——これにより、過去にその特定のにおいに遭遇したことがあるかどうかを判断できる——と、とるべき反応の判断を助ける感情中枢にまで波及することがたしかめられている。

シカゴにあるノースウェスタン大学の神経生理学者クリスティーナ・ゼラーノによる2016年の研究では、同じ現象が人間でも起きているだけでなく、わたしたちの脳ではその同期効果がさらに広範囲に及び、思考、計画、判断を担う前頭前皮質も相乗りしていることがはじめて裏づけられた。脳波と呼吸のペースの同期は、脳の機能全般に見られる特性だと考える研究者もいる。[6]

呼吸は記憶と感情の指揮者だ

呼吸中の脳波の研究では、呼吸との同期のもっとも大きな効果は息を吸うときに生じることが示唆されている。なんとなくうさんくさく聞こえるかもしれないが、これは真実でもある――息を吸いこむ《インスピレーション》とき、わたしたちは文字どおり環境からインスピレーションを得て、そこに含まれる微妙な手がかりを取りこんでいるのだ。実際、ヨガの実践者や武道家は、それとほとんど同じことを口にする。武道で言うところの「気」は呼吸のことだが、集中力やパワーも意味する。ヨガの呼吸法「プラーナヤーマ」では、「プラーナ」を取りこめと教えられる。プラーナは、呼吸、エネルギー、宇宙意識を意味する。アシュタンガ・ヨガの現グルであるシャラート・ジョイスは、西洋になじんだわたしの耳にも届くように、最善を尽くしてその効果を説明してくれた。「呼吸をしているときは、言ってみれば、自然をつうじてポジティブなエネルギーを体内に取りこんでいるんです」

個人的な好みで言えば、同じ内容でも、もう少し科学的な表現のほうがわたしにとっては心地いい。要するに、息を吸いこむときには、酸素とともに世界に関する情報が届けられ、脳波が呼吸と共通のリズムで脈打ち、わたしたちの感じかたを変えるチャンスが生まれるということだ。

そしてそこに、呼吸と脳の同期が精神状態を変える有益なツールになりうる鍵がある。参加者に呼吸の速さを意識的に変えてもらう研究では、呼吸のしかたの違いによって、特定の周波数の脳波が脳で優勢になるように促し、意識を機敏で集中した状態や、リラックスした不活発な状態に導けることがたしかめられている。

そこには、ひとつだけ落とし穴がある。そしてこの点についても、ヨガ修行者は何世紀にもわたって的を射た主張をしてきた――呼吸と結びついた心のコントロールが効果を発揮するのは、鼻で呼吸をしているときだけなのだ。いくつかの推計によれば、半数以上の人は口呼吸を習慣にしているという。口呼吸は、口臭や虫歯の原因になるだけでなく、鼻と脳のホットラインも迂回してしまう。

この知見を支える証拠に関しては、侵襲的な脳手術を受ける際の入院中に、みずからの意思で研究に参加したてんかん患者たちに感謝しなければならない。脳の特定領域でてんかん発作が発生するケースでは、薬による治療がうまくいかない場合、患者の同意を得たうえで、発作の発端になる脳領域を切除する手術をおこなうことがある。発話や運動などの重要な機能を制御する脳領域を無傷で残しつつ、発作の不規則な電気的活動がはじまる脳領域をピンポイントで除去するのは、油断のならない厄介な作業だ。その際には、頭蓋の一部を外して脳の表面や内部に電極を配置した状態のまま、発作が起きるのを待って脳の電気的活動を記録する。それまでのあいだ、患者と担当の外科医はじっと待機していなければならない。

発作が起きるまで数日かかるケースもある。そうなると、患者は完全に覚醒した状態で、でも頭をモニターにつながれたまま、ほとんど何もできずに病院に閉じこめられることになる。さいわい、神経学者たちが喜び勇んで患者に暇つぶしを提供した。それは何かと言えば、さまざまな脳の部署がどの分野の活動を担っているかをつきとめる実験だ。患者の脳に配された電極の大部分は、健康な脳領域に埋めこまれている。つまり、覚醒状態にある健康な人がさまざまなタスクをしている最中の脳の活動を記録し、個々のニューロンやそれよりも広範囲の脳領域で起きていることを正確に観察できるというわけだ。

8人の患者をこの手法で調べたゼラーノは、呼吸がたしかに人間の脳活動、とりわけ記憶と感情の処理の「指揮者」として機能していることをつきとめた。脳波と呼吸の同期が密になればなるほど、記憶由来の情報の保存や検索の能力が上がり、危険の兆しに対してすばやく反応できるようになる。ゼラーノの実施した複数の実験でも、有志の参加者に怖い顔の写真を見せたところ、息を吸っているあいだに見せたときのほうが反応が有意に速かった。

鼻呼吸を心掛ける

だが、重要なのは鼻呼吸だ。ゼラーノの実験では、口呼吸をしているあいだに同じタスクをしてもらったところ、呼吸と脳波の同期の程度が大幅に低下し、感情を喚起する顔に対する反応時間が有意に遅くなった。

ここで指摘しておくべき重要なポイントは、目にしたものの理解という点では、鼻呼吸により能力が高まるわけではないことだ——口呼吸でも鼻呼吸でも、怖い顔を特定する精度は同じくらいだった。ところが興味深いことに、鼻呼吸をしているときのほうが、目にしたものに反応して体を動かす速さが有意に上昇したのだ。実験の環境では、「反応」といっても単に指を動かしてボタンを押すだけのことで、鼻呼吸と口呼吸の差も数ミリ秒単位だった。とはいえ現実の世界では、そのわずかな差が、疾走するトラックを避けられるか、ラズベリーゼリーのかたまりになるかをわけるかもしれない。

息を吸っているときには（ただしこの場合も、鼻で吸う場合にかぎる）、記憶テストの正答率も高くなる。つまり、ラズベリーゼリーになるのを避けられると同時に、道路を横断する前にまわりを見るという教訓を、鼻呼吸をしているときのほうがしっかり覚えられるかもしれないということだ。[7]だとすれば、緊急事態に陥ったときに呼吸が速くなるのも納得がいく――要は、できるだけ多くの情報を取りこもうとしているのだ。しかし、それだけではない。ストレスにさらされているときに意識的にゆっくりした深い呼吸をすれば（パニックを抑えて、そうすることを思い出せるのが前提だが）、森のなかから木を見わけ、よりよい判断を下すのに役立つかもしれない。また、試験の前（あるいは、買いものリストの内容を思い出そうと頭のなかを引っかきまわしているときでもいい）に深呼吸をする時間をとれば、体の奥深くから有益な情報を見つけ出せないともかぎらない。

集中力を保つために

もうひとつ、ヨガの実践者がよく口にするのが、呼吸をつうじていまこの瞬間に集中し、さまよっている心を本来の居場所である体に連れ戻せるという考えかただ。

「ヨガでは、〝チッタ・ブリッティ〟と言います」とシャラート・ジョイスは説明した。「〝ブリッティ〟は、さまざまな方向へむかうことを意味します〔チッタは心を意味する〕……つまり、ヨガを――アーサナ（ポーズ）や呼吸の練習を――とおして、心を自分でコントロールできるということです」

ゼラーノの研究とは別の、だがやはり外科手術を経験したてんかん患者群を対象にした２０１８年の研究では、ゆっくりした意識的な呼吸がたしかに集中力を向上させると同時に、体に対する意識も高めることがわかっている。ニューヨーク州のノースショア大学病院で神経学者のホセ・ヘレーロが神経外科医のアシェシュ・メータと組んで実施した一連の実験では、８人のてんかん患者に普段どおりに呼吸をしてもらった。その際、呼吸数をかぞえるように指示し、意識が呼吸に向かうようにした。ただし、呼吸のしかたはいっさい変えなかった。その後の別の実験では、通常よりも速く呼吸するように指示し、呼吸の速度をコントロールすることに意識を集中させた。

その間、８人の患者の31の脳領域に８００本の電極が埋めこまれていた。そのため、過去に実施された研究よりも広範囲のネットワークで脳の活動をマッピングできた。おかげで、さまざまな脳のネットワークをまたいで同期された脳活動を追跡し、呼吸のしかたによってそうした活動が変化するか否かを調べることが可能になった。

その結果、呼吸の速さやリズムを変えずに呼吸数をかぞえているだけでも、内受容感覚――体の内部の状態の感覚——に関わる領域の脳波と呼吸との結びつきが強まることがわかった。これは大きな意味を持つかもしれない。ダンスやストレッチの例で見たように、体のなかの感覚に耳を傾けることは、自分の感情を理解して制御するための強力なツールになる。この研究の参加者は、1回の実験につき2分間、自分の呼吸を数えていただけだ。だとすれば、短い休憩をとって同じことをするだけ——マットも詠唱もいらず、目を閉じたり、自分のしていることをまわりに伝えたりする必要さえない——で、思考から離れた落ちついた状態で体とつながりなおせる最高の方法になるかもしれない。呼吸を近道とした、この体への定期的な「チェックイン」の効果が時とともに積み重なれば、メンタルヘルスが大きく向上する可能性もある。

呼吸のしかたを変えずに、受動的に自分の呼吸を観察する。それは、マインドフルネス瞑想の重要な要素だ。マインドフルネス瞑想により内受容能力とメンタルヘルスがともに向上することが多くの研究で示唆されている理由は、それで説明がつく。とはいえ、1日10分のマインドフルネス瞑想を勤勉に実践していても、自分の呼吸をただひたすら受動的に数えているだけでは、呼吸のコントロールから生まれるいくつかの効果を逃してしまうかもしれない。ヘレーロとメータの研究によれば、能動的な呼吸のコントロールには、まったく別の作用があるようだ。

研究の参加者に呼吸の速さを意図的に変えるように指示したところ、脳のさまざまな領域、とりわけ注意力と集中力の維持を担うことで知られる回路で同期した活動が見られた。別の研究でも、呼吸に意識を集中させると、シータ波——ぼんやりしている状態を示す脳波——が減り、リラックスした注意力に関わるアルファ波が増えることが示されている。[8] 長時間にわたって集中を保ちたいのなら、そうした脳波の構成にまさるものはない。その点は、集中力の維持をめぐる研究でも示されている。

1分あたり3呼吸の威力

それだけではない。呼吸のメトロノームの速さを意図的に変えると、感じかたにも大きな影響を与えられるかもしれない。

プレベッツィンガー複合体は、何もせずに放っておくと、安静時には1分あたり12〜20回のペースで呼吸を保つが、パニック発作にともなうたぐいの過呼吸時には、そのペースが1分あたり最高30回にまで跳ね上がることがある。

深くゆっくりとした呼吸は、パニック発作の鎮静方法として効き目が実証されており、酸素と二酸化炭素のバランスを取り戻し、闘争・逃走反応を解除して通常の興奮レベルに戻ってもいいと体に伝える効果がある。すでに普通の速さで呼吸している場合には、さらにゆっくりにすれば、やはり精神状態を変化させ、現実から離れて楽しい妖精の国へ行けるレベルにまでたどりつける。

修行を積んだ仏教の僧侶は、1分あたり3回か4回のペースの呼吸法をマスターしている――つまり、だいたい20秒に1回、息を吸って吐くということだ。この種のゆるやかな制御された呼吸は偶然に生じるものではなく、現在の状態を変えようと意識しなければ生まれてこない。実践するのは簡単ではないが、不可能というわけでもない。そして、最近の研究によれば、努力する価値はありそうだ。とくに、ドラッグを使わずに普段と違う意識状態へ到達する道を探している人なら、試してみる価値はあるだろう。

イタリアにあるピサ大学のアンドレア・ツァッカーロも、仏僧が普段とは異なる存在の境地に達し、世界やそこに含まれるあらゆるものと一体感を持つに至った物語に魅了されてきた。その驚くべき成果は、ゆっくりとした呼吸そのものから生まれているのか。それとも、呼吸に意識を集中させてほかのすべてを頭から締め出したことによる副次的効果なのか。ツァッカーロはそれをつきとめたいと考えた。言いかえれば、こういうことだ——その精神状態の変化は、意図的な呼吸コントロールにともなう生理学的な副次的効果なのか？　それとも、集中するという行為から生まれる副次的効果、つまり首から下で起きていることとはほとんど関係のない、純然たる脳の現象なのか？

それをつきとめるために、ツァッカーロは研究に参加する有志の学生15名を集めた。この実験では、参加者の頭蓋は取り外さず、電極を頭皮の外側に取りつけた。その後、酸素投与が必要な患者の治療で目にするような鼻カニューレを使い、参加者の鼻に空気を吹き入れ、15分のあいだ、1分あたり3回の速さで呼吸するように刺激した。カニューレ以外は鼻を塞ぎ、通常の鼻呼吸ができないようにしたが、口呼吸は自由にできる状態だった。おそろしく不快な状況に思えるかもしれないが、どうやらそうでもなかったようだ。それどころか、参加者のうち2名は、脳波の記録から眠りに落ちていたと判明したため、研究の分析対象から除外しなければならなかった。

どうにか目を覚ましていられた参加者の脳では、全域で脳波の同期が見られた。このときの脳波は、低周波数帯域のデルタ波とシータ波だった。これらの周波数がとくに強くなったのが、感情処理を担う脳領域と、デフォルト・モード・ネットワーク（DMN）と呼ばれる脳領域だ。DMNはいわば、脳が特定のタスクに集中していないときのニュートラルギアのように機能する。わたしたちが心のうちで自分について考えているときにも、この領域が活動する。シータ波が生じるのは、深くリラックスしていたり、精神的に周囲から切り離され、外の世界ではなく内側の状態に集中していたりするときだ。その種の脳活動からすれば予想どおりだが、参加者たちは実験のあいだ、深いリラックスや満ち足りた気持ちを感じていたと申告した。自分が頭の外にいるような感じ、つまり「考えている」のではなく「ただ存在している」ような状態だったと述べた人も多かった。

このなにやらよさそうな感覚は、瞑想の達人たちがあれほど没頭し、ひたすらじっと座っていられる理由を説明しているかもしれない。1分あたり3回の呼吸の威力は、おおいに必要とされている思考からの「休暇」と、自分よりも大きい何かと一体化するような解放的な感覚を与えてくれることにあるのだ。

その感覚をあなたがどう解釈するかは問題ではない。偉大なる霊的な力や地球意識が存在するまぎれもない証拠で、ひたむきになれば自分もそこに接続できるのだと信じていてもいいし、自分を気持ちよくしてくれるひとつの生物学的現象だと考えていてもかまわない。ここで重要なのは、あなたの脳波が呼吸の速さと同期するおかげで、誰でも無料《ただ》でこの感覚を手に入れられることだ。横隔膜と肋間筋をコントロールし、その動きを1分あたり3呼吸にまで減速させる練習をする。それだけでいいのだ。

1分あたり6呼吸で充足感を得る

とはいえ、1分あたり3回の速さで呼吸をするには少しばかり練習する必要がある。そして、ツァッカーロの研究の参加者たちが身をもって知ったように、その呼吸をしつつ、宇宙の一体感を得られるまで目を覚ましたままでいるのはなかなか難しい。

1分あたり6呼吸の速さなら、それよりもずっと御しやすい。そして、どうやら研究によれば、わたしたちの体と心と感情の健康にとっては、そちらのほうがさらに効果があるようだ。10秒間に1回、息を吸って吐く呼吸は、呼吸に関わる体の動きを血流、血圧、血中酸素濃度に結びつける生理学的なスイートスポットを直撃する。さらに、自律神経系のバランスを「活性化」から「沈静化」に切り替えるはたらきもある。1分あたり6回の呼吸は、事実上、落ちついた充足感に至るための近道なのだ。

この呼吸法が実に気持ちのよいものである理由も、おそらくそれで説明がつくだろう。さまざまな速さで呼吸をするように指示し、どう感じたかを申告してもらう実験では、参加者は1分あたり

6回の呼吸がもっとも心地よく、リラックスできると感じたと話した。人類ははるか昔から、ある程度まではそれを直感的に理解していたようだ。2001年の研究では、ラテン語でのロザリオの祈りの詠唱からヨガのマントラ・チャンティングまで、古くからあるさまざまな精神修行のなかに、呼吸の速さを1分あたり6回まで落とすのにともなって生じる副効用が見てとれることがわかった。多くの実践者がそうした修業から得ている落ちついた安らぎの感覚は、この副効用を主因としている可能性があると研究チームは推測している。[9]

スピリチュアル的なものはいっさい信じていない場合でも、1分あたり6回の呼吸には、筋金入りの無神論者でさえ落ちつかせる効果がある。意識して呼吸の数をかぞえる必要さえない。もちろん、チャントや祈りの文句を覚えなくてもいい。横隔膜呼吸——「腹式呼吸」ともいう——をするだけで、その効果が自然に生じるのだ。初心者向けのもっとも簡単な腹式呼吸の方法は、こんな感じだ。まず、仰向けに横たわって膝を立て、片手を胸に、もう片方の手を腹の上に置く。その姿勢をとったら、おなかが上に膨らむのを感じるまでゆっくり息を吸い、肋骨が開いて下方に広がるのを感じる。胸に関しては、まったくとは言わないまでも、できるだけ上がらないようにする。息を吸いきったら、腹筋に力を入れておなかを押し下げる。すると、横隔膜が上に戻り、鼻から空気が流れ出る。練習を積めば、座っていてもできるようになるはずだ。もしかしたら、動きまわりながらでもできるかもしれない。

この呼吸がどのように心に影響を及ぼすのか。そのもっとも直接的な要因は、単純に血流に入る酸素が多くなることにある。1分あたり6回の呼吸をすると、肺全体の肺胞（空気のつまった嚢。ここで酸素が血液に入り、二酸化炭素がこしとられる）のうち、使用されて空気で満たされるものの割合がもっとも大きくなる。つまり、この速さの呼吸が、もっとも効率的に酸素を体内に届けられるということだ。これはひとつには、1分あたり6回のペースでの呼吸は、体から息を能動的に押し出さなければできないからだ。無意識の呼吸では、それが起きない——息を吸って肺を膨らませるのをやめると、空気が受動的に肺から出ていき、横隔膜がゆるんで肋骨がもとの場所に収まる。能動的に空気を押し出すと、それよりも多くの空気が肺から絞り出され、流れこんできた新しい空気を入れる余地が大きくなることが複数の研究で示されている。そしてそれが、肺のデッドスペースを小さくする。デッドスペースの空気は、体のなかに入っても、肺胞まで行きつく前に呼吸でまた外に出されるので、結局は無駄になってしまうのだ。

このメカニズムのおかげで、深い呼吸をすると、血中の酸素飽和度が最大2％くらい上昇することがある。それだけ上がれば、明晰な思考能力にちょっとした違いをもたらすにはじゅうぶんかもしれない。[10] 呼吸で取りこむ酸素の量を増やした場合とそうでない場合に認知的タスクをしてもらう実験では、酸素量を増やした参加者のほうが若干成績がよかった。[11] 参加者の血中酸素量を測定したところ、酸素量を増やした空気を吸いこむと、血中の酸素飽和度が2％上昇することがわかった——この上昇率は、1分あたり6回の呼吸をしているときとほぼ同じだ。深い呼吸そのものが認知能力を高めることを裏づける実験はまだおこなわれていないが、深呼吸をすると酸素飽和度が上昇し、かつ人工的な手段により同じように酸素飽和度を上げると認知能力が向上するのなら、深い呼吸が認知能力を高めると考えても飛躍のしすぎではないだろう。

とはいえ、ここで指摘しておきたいことがある。世界一呼吸の浅い座りっぱなしの人であっても、窒息の危機に瀕しているわけではない。正常な血中酸素飽和度は96〜98%で、その範囲内に保つことにかけては、体はきわめて有能だ。それでも、酸素を取り入れる量をときどき少し増やせば、注意力と頭のはたらきの両方を一時的に高められる可能性がある。酸素はブドウ糖と並び、脳機能の大黒柱だ。少なくともある程度までなら、多ければ多いに越したことはない。

心拍変動（HRV）は高いほうがいい

ゆっくりした深い呼吸には、注意力のほか、心と体の両方で大きなくつろぎの感覚を得られるという利点もある。この感覚の出どころは、それぞれ別の、だが互いに関係のある心身経路だ。この経路もまた、1分あたり6回という魔法の呼吸ペースに同調している。

その結びつきを生んでいるのが迷走神経だ。体内屈指の長さを誇る迷走神経は、脳幹の延髄（ベッツィンガー複合体があるのと同じ領域）を起点とし、そこから消化管の末端まで走る途中で心臓、肺、腸にも立ち寄る。体のなかを覗けたら、迷走神経は2本の長いひものように見えるだろう。太さはだいたい園芸用の麻ひもくらいで、それぞれ首の両側を下ったあと、いくつかの細いセクションに分岐して臓器と連絡する。

迷走神経は長くて太くて目立つので、最初期の解剖学者でもなんなく発見できた。この神経に関する最初の記述は、ローマ時代のペルガモン生まれの解剖学者ガレノスが2世紀に書き記したものだ。当時はまだ、人体の仕組みはほとんどわかっていなかった。ガレノスはそのほか、動脈が空気ではなく血液を運んでいる事実を発見したことでも知られる。ガレノスがこの長く曲がりくねった神経の威力を解き明かしてさえいれば、人類は膨大なストレスを取り除くことができたかもしれない。というのも、これまでにわかっているところでは、迷走神経は脳と体の情報のやりとりに不可欠な導管として機能し、体内でいままさに起きていることや、わたしたちがどう考え、行動し、感じるべきかに関する情報をアップデートしているからだ。また、免疫にもとづく心身現象である炎症も調節している。前章でも見たように、炎症をコントロールしておけば、いろいろなことがうまくいく。

迷走神経を構成する線維のおよそ80%は、体のさまざまな臓器から脳に戻り、そこで開かれるチャットルームに最新ニュースを提供している。残りの20%ほどは、副交感神経系の一部として反対方向へ走っている。副交感神経系の役割は、心配ごとが何もないときに、体を落ちついてリラックスした状態に保つことにある。にわかには信じがたい話だが、本来はこの状態こそが体の「初期設定」だと考えられている。遠い世界の夢物語のように聞こえるかもしれないが、掛け値なしに重要な問題や命を脅かす心配ごとがないかぎり、あなたは本来リラックスして落ちついた状態でいられるようにできているのだ。そして、重大事やおそろしいことが起きたときでさえ、「闘争か逃走」が必要とされる状況が過ぎ去るや否や、迷走神経のはたらきにより、体は「休息と消化」の状態に戻される。

メッセージはつねに、どちらの方向にも伝えられている。つまり、あなたが落ちついた気分でいるときには、迷走神経の活性が高くなり、呼吸、心拍、血圧がすべてスローダウンするということだ。逆に、心拍数と血圧を低下させる方法を見つければ、もっとリラックスした気持ちになれるのも事実だ。うれしいことに、その双方向性のおかげで、わたしたちはこの通信チャンネル・システムを簡単に乗っとれる。そしてここでも、呼吸のコントロールこそが、ほかのすべての要素の変化をこじ開ける鍵になる。

特筆すべきは、呼吸を利用すれば、短期的にも長期的にも、もっと健全にストレスに反応するように体を訓練できることだろう。これは、呼吸のしかたによって迷走神経の活性の程度が変わるおかげだ。ゆっくりした呼吸の練習を積めば、ストレス反応のベースラインを徐々に変化させ、びくびくする頻度を減らし、そうなってしまったときでもすぐに回復できるレベルにまで持っていくことができる。

迷走神経のベースライン活性の程度（迷走神経活動と呼ばれる）は、間接的な方法ではあるが、心拍変動を追跡すれば簡単に測定できる。心拍変動は、連続する2回の拍動の間隔を測定した数値だ。さまざまなスマートフォンアプリを使えば家庭でも簡単に測れるし、たいていのスマートウォッチでも測定できる。
心拍、迷走神経活動、呼吸が、なぜこれほどがっちり関係しあっているのか。その詳細な理由はとても複雑だが、もとをたどれば、胸部が上下するときの内部圧力の変化に行きつく。[12] 息を吸いこむと、横隔膜が下方へ動いて胸郭が広がる。そのふたつの動きにより、胸腔内のスペースが広がり、胸の内側のあらゆるものにかかる圧力が低下する。その「あらゆるもの」には、心臓に血液を送っている主要動脈も含まれる。いっぽうの心臓は、圧力が下がると膨張し、より多くの血液を動脈に流しこめるようになる。動脈内の圧受容体がこの変化を検知すると、「送られてくる血液が増えそうだ、ブレーキを外して心臓のポンプスピードを速くせよ」というメッセージが迷走神経をつうじて伝達される。
息を吐いているときには、それと反対のことが起きる。横隔膜が上方へ動き、胸部の圧力が上昇すると、心臓へ血液を送る血管が圧迫され、静脈内の圧受容体の検知するシグナルが減少する。すると、「血流が減るから、ブレーキを復帰させて心拍を減速せよ」というメッセージが迷走神経をつうじて伝えられる。利用できる酸素を使いきって肺をからっぽにするあいだ、心臓が無駄に鼓動するのを防げば、エネルギーの節約にもなるだろう。[13]
こうした活動のオンとオフにより、わたしたちが息を吸うときには心拍がつねに加速し、吐くときにはいつも減速している。したがって、心拍の間隔の長さの変動は、迷走神経活動の代用データになる。極論を言えば、心拍の変動は大きいほうがいい。というのも、その変動は、呼吸のたびに迷走神経が起動し、心拍を細かく調節してコントロールしている証拠と見なせるからだ。心拍の変動が小さくなっているときには、体がストレスにさらされ、迷走神経が一時的にベンチを温めている状態にあると考えられる。

心拍変動（HRV：心拍間のミリ秒単位で測られる変動）の数値がもっとも高くなるのは、なぜそうなのかはまだ完全に解明されていないものの、1分あたり6回の呼吸をしているときであることがわかっている。そして、その効果は長続きするようだ――参加者に1分あたり6呼吸を30分続けさせた研究では、HRVが瞬間的にもそれに続く短時間でも上昇した。その後に体を使った感情調節戦略をとる傾向が強くなるとも報告されており、内受容経路の活性も高まったことがうかがえる。

この経路をできるだけ頻繁に使って気持ちを落ちつかせるべき理由はごまんとある。迷走神経活動の高さ（高HRVで表される）には、作業記憶と集中力の向上、感情の安定、不安症やうつ病のリスク低下との関連性があることがわかっている。高HRVの人は血糖値の制御能力や炎症を抑える能力も高い。これは、ストレス反応が全般的に小さいからではない――迷走神経活動のレベルが高いおかげで、ストレス後に反応をオフにする能力が高いからだ。ストレス反応は健康な反応であり、必要なものでもある。迷走神経活動の活性を高くしたからといってストレスを受けなくなるわけではないが、柔軟性の高いシステムを持っていれば、ストレスのあとに速やかに通常の状態に戻ることができる。

呼吸を意識しながら動く

呼吸コントロールが心に与える影響の威力と、体を動かした結果として生じる変化をめぐる知見を考えれば、そのふたつを組みあわせ、呼吸にあわせて動いたらどうなるかを調べるのは理にかなっているだろう。動きと呼吸の同期は、ヨガや太極拳や気功から水泳、ランニング、サイクリングなどの体の動きのリズムに呼吸がまぎれこみがちの運動まで、多くの心身トレーニングのかなめになっている。

座った状態での瞑想を調べた研究が大量にあることからすると意外だが、動きながらの瞑想が座った状態でする場合とは異なる影響を心に及ぼす可能性については、これまでにごくわずかな研究しかおこなわれていない。さらに言えば、呼吸を意識しながらする運動とそれ以外のタイプの運動になんらかの違いがあるのかについても、ほとんど調べられていない。

過去に実施された数少ない研究を対象にしたレビューが、ダートマス大学ゲイセル医学校のピーター・ペインとマルディ・クレイン＝ゴッドローにより2013年に発表された。前述の疑問に対するペインらの答えは――「おそらく効果がある」だ。いくつかの研究では、気功による気分向上効果はストレッチだけをする場合よりも大きく、対話療法と同程度だと報告されている。また、生活の質と自己効力感の向上という点で、マインドフル・ムーブメント〔意識を体の動きと呼吸に向けながらおこなう運動〕が従来のエクササイズよりも有効であるとした研究もある。

ただし、ペインとクレイン＝ゴッドローはきわめて重要な留意事項として、これまでに実施された研究の大半が質の低いものであり、比較のための対照群が適切に設けられていないケースが多いとも述べている。だとしても、マインドフル・ムーブメントのほうが従来のエクササイズより、はるかに運動の負担が軽い傾向にあることを考えれば、ほかのエクササイズと少なくとも同じくらいの影響を精神に与えているらしい事実は、さらに詳しく調べてみる価値があるとペインらは指摘している。

ペインとクレイン＝ゴッドローによれば、マインドフル・ムーブメントには、1分あたり6回という魔法の呼吸ペースをともなう傾向もあるという。このペースが呼吸と血流を完璧に同期させるスイートスポットであることからすれば、「気」もしくは「プラーナ」（どちらも「息」と体をめぐる「エネルギー」の両方を意味する）が動く感覚をそれで説明できる可能性もあるのではないかとペインらは推測している。「血流量の変化は、『腕や脚に息を吹きこむ』という（中略）発想の基礎の一部をなしている可能性がある――物理的には明らかに不可能だが、血流量の規則正しい変動という体験をうまく説明しているのかもしれない」とペインらは書いている。[14]

とはいえ、「気」を動かしたり「プラーナ」を取りこんだりしないとその利点を得られないのか、などと心配する必要はない。愛犬の散歩中に自分で試してみたささやかな経験から言えば、1分あたり6回の呼吸は、1分あたり120歩の速さで歩いているときにも簡単にできる。覚えている人もいると思うが、この歩くペースは、絶妙なタイミングで足をマッサージし、脳への血流を最適化するらしい速さでもある。もっとも簡単で実用的なこのペースの実践方法は、1分あたり120拍を主体とするリズムを持つ、数ある曲のどれか（たとえば、クール＆ザ・ギャングの「セレブレーション」、レディー・ガガの「ジャスト・ダンス」、アデルの「ルーモア・ハズ・イット」などだが、選択肢は山ほどある――好みの音楽ジャンルと120bpmのキーワードでグーグル検索するだけで見つかる）にあわせて歩くことだ。そのペースで歩きながら、5歩で息を吸い、5歩で息を吐く。そぞろ歩きよりは行進みたいな感じになるし、わたし自身のケースで言えばいちどに数分以上は続けられなかったが、エネルギーに満ちた集中力のようなものを手に入れる近道としてたしかに機能したし、座りっぱなしで過ごした午前中をリセットするにはうってつけの方法だった。

この実体験は、歩くと気持ちがよいのはヒトが「認知機能をはたらかせながら動くアスリート」に生まれついているからだとするデイヴィッド・レイチュレンの説によくなじむ。もしかしたら、速いペースでの歩みとゆっくりした呼吸の組みあわせは、わたしたちの精神を狩猟や採集に適した状態にすると同時に、リラックスした気分を保って周囲の世界に心を開かせ、記憶力と集中力を高めてくれるのかもしれない。

動きながらの呼吸でもじっと座っているときの呼吸でも、重要なポイントは、呼吸と体と心をひとつにつないで心身の健康を劇的に向上させる鍵が1分あたり6回というペースにあるらしいことだ。そして、人生がつらくなりすぎたら、いつでも好きなときに、そのペースをさらに1分あたり3回にまで落とすといい。その呼吸が、この世界とそこにあるすべてのものからしばし離れた「休暇」を与えてくれるはずだ。

動きかた：呼吸法

・**ストレスのあとにため息をつく**――そうすれば、浅い呼吸が続いたあとに呼吸器系をリセットし、状況を把握して先へ進めるようになる。
・**1分あたり6回の呼吸**――5秒で息を吸い、5秒で吐く。この呼吸で、最大限の酸素を取りこめるだけでなく、体を落ちつかせる副交感神経系の一部をなす迷走神経も刺激できる。
・**1分あたり3回の呼吸**――10秒で息を吸い、10秒で吐く。この呼吸には練習が必要だが、普段とは違う意識状態へ連れていってくれる。自分がただ「そこにいる」だけの存在になったような感覚を味わえる。
・**鼻呼吸**――鼻呼吸をすると、鼻の上部にある感覚神経をつうじて、呼吸のリズムと脳波が同期する。これにより、記憶力と集中力が高まる。緊急事態が起きたときに迅速に行動できるように体の準備を整えられる可能性もある。

第8章　賢く休む

疲れたのなら、やめるのではなく、休むことを覚えろ。
——発言者不詳[1]

休息とは？

休む。それは言うまでもなく、あらゆる動きの解毒薬だ。そして、わたしたちは誰しも遅かれ早かれ、どさりと身を投げ出したいという衝動に屈してしまう。だからといって、わたしたちの心——と体——がもっともよく機能するのは動いているときであり、たいていの人は動きかたが足りないという事実が揺らぐわけではない。そのいっぽうで、わたしたちはきちんと休めていないとする説もある。活動と休息の適度なバランスは、運動による生活改善の一部をなす重要な要素だ。

そんなわけで、ここで少し、休息とは何を意味するのか、そしてどのように休めばいいのかという点に目を向けてもいいだろう。

ほとんどの人は一日の大半を疲労困憊の倒れそうな気分で過ごしている。にもかかわらず、休息とは実のところ何かを調べた研究はほとんどない——ここで言う休息とは、睡眠ではなく、覚醒した状態での休息を意味する。睡眠はまちがいなく心身を休めてくれるが、休息と睡眠はまったく別のものだ。もっともわかりやすい違いは、睡眠の場合は、とらなければ死んでしまうことだろう。睡眠を奪われたラットは数週間で死んでしまうし、人間のケースでも、徐々に眠れなくなるまれな遺伝性疾患を発症した人は、診断から12か月から18か月で死に至る。[2]

とりわけ、徐波睡眠——目を覚ますのが難しい、深い睡眠段階——は健康にとって非常に重要で、記憶の処理と保存に欠かせない。また、夜の徐波睡眠中には、脳内部のクリーニングもおこなわれる。脳と脊髄を浸す体液で脳内が洗浄され、アルツハイマー病に関係する悪玉タンパク質をはじめ、昼のあいだに蓄積した老廃物が取り除かれるのだ。[3] さらに、レム睡眠中に見ることの多い夢には、感情処理に関する役割があるようだ。睡眠が不足していると、頭がぼんやりするだけでなく不機嫌にもなるのは、それで説明がつくかもしれない。

睡眠中は、体がその機を活かして回復をはかる時間でもある。下垂体から放出される成長ホルモンが成長と修復を促進するいっぽうで、免疫系が休憩時間を利用して「在庫調査」をおこない、体内を循環する免疫細胞の数を微調整し、過剰な炎症を鎮めている。[4]

全体として見ると、睡眠は動きまわる活発な生活の大切なパートナーとして、わたしたちの精神、感情、身体を最高の状態に保つ役割を担っている。現時点での専門家のアドバイスによれば、一晩あたり最低7時間の睡眠を目標とし、就寝と起床の時間を一定に保ち、就寝前はカフェインや大量の食事をとったり、スクリーンを見たりするのを避けるといいようだ。そうすれば、うまくいけば自然に心と体によい影響が生じるという。

覚醒した状態での休息もそれに劣らず重要だが、睡眠とは違って、意識的におこなう必要がある。また、西洋文化では、休息は甚だしく不当に低く見られている。忙しさを信奉するカルトが高じて、休息を自分勝手な道楽と見なす域にまで達してしまったのだ。そのいっぽうで、学生から医療従事者、子育て中の完璧主義者まで、社会のいたるところで燃え尽き症候群が報告されるようになっている。座りがちのライフスタイルが浸透しているにもかかわらず、座って過ごす時間に何をしていても、わたしたちがそこにあまり安らぎを見いだせていないことは明らかだ。

おそらく現代社会で正当に評価されていないせいだろうが、健康向上の一手段という観点から休息が研究されたことはほとんどない。２０１４年から２０１６年にかけて、その穴を多少なりとも埋めようと、科学者、アーティスト、作家のグループがウェルカム財団と協力し、このテーマで過去最大規模の調査を実施した。この調査では、１３５か国の1万８０００人を対象に、自分にとって休息とは何を意味するか、どれくらい休息が必要だと感じているか、実際にどれくらい休息をとっているかを質問した。２０１６年に「休息《レスト》テスト」と題して発表された調査結果によれば、生活のなかでじゅうぶんな休息をとれていないと感じると回答した人は、調査対象者の60％にのぼった。[6] しかも、休息が道徳的な悪と見なされがちである事実を浮き彫りにするかのように、30％超の回答者が、ほかの人よりも休息を多く必要としている気がするからという理由で、自分を普通ではないと考えていた。

これは問題だ。というのも、休息の不足はわたしたちの生活の精神面と感情面に大混乱をもたらし、集中力を吸いとり、疲れ果てて感情的になっていると感じさせるからだ。「休息テスト」調査では、休息をよくとれていると感じると回答した人は、全体的な幸福感のスコアがもっとも高かった。

では、休息の必要性と座りがちの生活の危険性とのあいだで、どうバランスをとればいいのだろうか？ その解決策は、賢く休むことにある。体と心を落ちつかせて回復させ、また動きはじめるための力をたくわえられるようにすればいいのだ。

クラウディア・ハモンドは著書『休息の科学』（ＴＡＣ出版）のなかで、ウェルカム財団の調査やそのほかの関連する科学研究をもとに、基本となる方法を説明している。[7] ハモンドによれば――運動と同じように――誰にでも効き目がある「魔法の秘訣」は存在しないが、うまく休息するための一般的な原則はいくつかあるという。

とりわけ重要なポイント、そして休息と睡眠との大きな違いは、休息するときにはかならずしも身体的にじっとしている必要はないことだ。丘を登るハイキングでも、その瞬間が心にとって休憩となり、その後に満足のともなう心地よい疲労感を得られるのなら、休息と見なせる。ガーデニング、楽器の演奏、セックス、スポーツも同様だ。心をしばしのあいだ悩みから遠ざけ、気持ちをリラックスさせて回復させてくれるかぎり、どれだけ動きまわってもかまわない。それでも休息になるのだ。

1日あたりどれくらいの休息をとれば申しぶんないのだろうか。それに関しては、「過ぎたるは及ばざるがごとし」となる場合もあることはまちがいない。幸福度を自己採点してもらう調査では、もっとも点数が高かったのは、1日あたり平均5～6時間の休息（かならずしも1回にまとめてではない）をとっている人たちだった。それ以上になると、幸福感が裏返って退屈と罪悪感に変わりはじめ、それがストレスのもとになる。そして、どんな休息をとるにしても、自発的でなければならない――誰かにそうしろと言われて休息をとっても効果はない。

ひとりで休むこと

とりわけ興味深い知見は、休息になると評価されたほぼすべての活動が、読書、散歩、音楽鑑賞のような、ひとりでする活動であることだ。内向的な人間のひとりであるわたしにすればそれは自明の理だが、どうやら調査によれば、外向的な人にも等しくあてはまるようだ。「休息テスト」の調査員のひとりでもある心理学者のフェリシティ・カラードは、人がひとりの時間に安らぎを見いだすのは、いま現在の自分の気持ちに耳を傾けられるからではないかと推測している。

これは重要なポイントだ。ここに至って、話は一周まわって、そもそも運動をするおもな利点に戻ってくる。運動をすれば、首から下で起きていることに波長をしっかりあわせ、心を本来の居場所である体に連れ戻せる。心と体の接続がよくなれば、休息を求める体のシグナルに気づき、それに従って行動できる可能性ははるかに高くなる。

とはいえ実際問題として、体が疲れていて休息が必要なのか、それとも単にちょっと無気力になっているだけで、運動をすれば改善するのかを見わけるのが難しい場合もある。そして、わたしたちの多くは軽い睡眠不足でもあるので、さらに眠気も加わって、事態はいっそう複雑になっている。体の疲労シグナルが身体的には倦怠感とほぼ同じように感じられるのも困りものだ——しかも、そのふたつはしばしば一緒にやって来る。そんなわけで、両者を区別するためには、探偵ばりに体内を少しばかり探る必要がある。

この点では常識がものを言う。果てしなく長い時間座りっぱなしだったのなら、たとえそのあいだ精神的なエネルギーをたっぷりはたらかせていたとしても、無気力な倦怠感が忍びこむ可能性は高い。倦怠感はどちらかと言えばやる気の問題であるのに対して、疲労は体が力を出し尽くし、エネルギーを取り戻す必要があることを伝えるサインだ。したがって、体を動かして倦怠感を振り払うべきなのか、しばし道具を置いて休んだほうがいいのかを判断するための賢明な第一歩としては、ひとりきりで過ごす時間を少しとり、自分がいままさに抱いている感覚を確認できるだけの精神的余裕をつくるといいだろう。

簡単に（そして、あたりまえにさえ）聞こえるかもしれないが、それは炎症が歯車を狂わせなければの話だ。こと体のシグナルの読解に関しては、炎症が入りこんでくると混乱が生じる。炎症は重要な休息シグナルとして機能し、体が損傷していたり感染していたりするときに、利用可能なエネルギーがあるなら優先的に回復にまわせと教えてくれる。ところが、すでに見てきたように、炎症はストレスにさらされているときにも勢いを増す。危険が体よりもむしろ心のなかにある場合でも同じはたらきをするのだ。精神的なストレスを感じていると身体的にもひどく疲労し、ダンスにせよランニングにせよ、なんらかの身体的活動をしたい気分ではなくなる理由は、そこにある。そうした状況では、炎症がわたしたちをたぶらかし、実際には正反対のものが必要なのに、体に休息が必要だと感じさせているのだ。

この種のストレスにともなう疲労感に対処する方法としては、ふたつの選択肢がある。そしてそのどちらにも、運動が関わってくる。ひとつは、なんらかのかたちでの高強度エクササイズだ。激しい身体活動は、血中の炎症マーカー濃度を一時的に上昇させる。これは悪いことに聞こえるかもしれないが、思い出してほしい。炎症が問題になるのは、抑制されずにいつまでも続くときだけだ。一時的なピークができれば、そろそろ炎症を鎮めて通常に戻るべきときだというシグナルを体にはっきり伝えられる。積み重なった免疫反応を体に一掃させる掃除のようなものと考えればいい。もうひとつの選択肢は、散歩、太極拳、ヨガなどのそれほど激しくない運動をしたり、単に座って呼吸したりする方法だ。そうすれば、ストレス反応を乗っとってその勢いを弱め、万事問題なしというメッセージを迷走神経経由で伝え、それにより炎症を鎮めることができる。どんな動きを好むにせよ、ストレス制御効果のある運動は、動けないほど疲労困憊しているとひとり合点してしまう前に、倦怠感から健全なリラックスへとあなたを導いてくれるはずだ。

要するに、現代における疲労の蔓延は、一面では運動不足、また別の一面では適切な休息の不足で説明できるということだ。どちらか片方だけに取り組んだのでは、全体的な幸福と健康の向上効果は半分しか得られない。穏やかに休むためには、動かなければならない。そして、その穏やかな境地に至ってはじめて、わたしたちはうまく動けるようになるのだ。

休みかた

・**ひとりきりで**――自分の内受容感覚に耳を傾ける時間をとり、どんな種類の休息が必要なのか、心の休息か、体の休息か、あるいはその両方なのかを見極めよう。ストレッチや呼吸などの軽いマインドフル・ムーブメントが役に立つ。

・**休み過ぎない**――休息が5～6時間を超えると、退屈とストレスが生まれることが研究で示されている。

・**動きながら休む**――休息をとるときには、かならずしもじっとしていなければいけないわけではない。体を動かすことは、忙しくはたらく心を休めるよい手段になる。激しく動くという、いちかばちかの方法で倦怠感を一掃してみてもいい。あるいは、もう少し穏やかな方法をとり、心を自由にさまよわせるという手もある。

まとめ 動き、考え、感じる

何かが動くまでは何も起こらない。
――伝アルベルト・アインシュタイン

共通のテーマに注目する

体の動きと幸福とのつながりを示す科学的証拠をずらりと並べるのと、それを実際にたしかめる機会に不意打ちのように見舞われるのとでは、まったく話が違う。健康で鋭敏な心と運動とのつながりに疑いが残っていたとしても、２０２０年の新型コロナウイルス感染症パンデミックにともなうロックダウンを経験したあの異常な数週間（偶然にも、本書執筆の最終段階と時を同じくしていた）がその疑いを消し去り、心の底から納得させてくれた。身体的活動、新鮮な空気、そしてエクササイズは、たしかにわたしと家族の感情や集中力と結びついている。普段の暮らしを美しく飾っていたものたちが窓から放り出され、世界が奇妙でおそろしい場所になっていたあの時期ほど、その事実がはっきり浮き彫りになったことはない。

たとえば、1日500ワードの執筆目標を守りながら息子の家庭学習につきあうという挑戦も、パジャマのままでスクリーンをスクロールするかわりに、口コミで人気になったジョー・ウィックスのPE（体育）セッションをユーチューブで見ながら一日をはじめれば、散々な結果に終わる確率はずっと低くなることがすぐにわかった。トランポリンで跳びはねるのは、学習する教科を切り替えるときのちょうどよい区切りになった。それが一日に規則性を与え、神経質なエネルギーやフラストレーションのはけ口となり、集中力をリセットしてくれるのだ。何か月も――何年も――のあいだ、たったいちどのトランポリン休憩もとらずに毎日執筆してきたわたしは、もっと早くそれを思いつかなかったことに愕然となった。

日が経つにつれて、少しずつわかってきたことがある。家族全員が憂うつな気分に沈むのは、いつもきまって、新鮮な空気を吸って運動するために国が認めている1時間の外出をせずに一日のかなりの時間を過ごした日なのだ。それでも、遅ればせながら動き出せば、どれほど口喧嘩をしてむっつりしていたとしても、一緒に長い散歩やサイクリングをしたあとにはいつでも、どんなときでも、最後には笑いながら話せるようになった。

ロックダウンはつらかったが、いろいろな意味でもうけものでもあった。座りがちの生活にともなう精神面と感情面の代償の縮図となり、ちょうどよいタイミングでするちょっとした運動がもたらす息抜きの効果をありありと示してくれた。わたしが住むイギリスのように1日にいちどの外出しか許されていなかったときには、その前後の違いがいっそうくっきり浮かび上がった。

この本に関する取材で会った人たちは、外出禁止令などなくてもそれをわかっていた――もうずっと前から気づいていたのだ。彼らの経験と、運動が心に与える影響に関して集まりつつある科学的知見とを融合させ、体とその動かしかたを健康、幸福、そして満たされた生活の探求の中心に据えるべきだと自分自身を――そしてほかの人たちを――納得させる。わたしがこの本を書いた狙いはそこにある。

ここまでは、その目標の達成にあたり、動きが心にどのような影響を与えるのかという疑問をさまざまな部品に分解し、ひとつひとつ別々に検証してきた。それはまさに、長年にわたる西洋医学の慣習としてホリスティック医療の実践者たちが批判してきたやりかただ。でも、この方針をとったことについて弁解するつもりはない――そこで起きていることを理解するためには、それが重要な最初の一歩になるからだ。とはいえ、日々の暮らしのなかで役立てるためには、そうしたすべての「可動部品」をひとつに組み立てなおし、手に入れたばかりの知識を実践に移す方法について、有益な提案をひねり出すことが欠かせない。

そのための実際的な第一歩は、科学者や動きの達人たちとの対話で繰り返し出てきた共通のテーマに注目することだ。そして、それはたくさんあった――ときには、まったく違う手法をつうじて、まったく同じことを言おうとしているのではないかと思ったほどだ。いろいろな意味で、実はそのとおりだった。というのも、心のありようを変える運動の多くは、心と体をつなぐ同じ主要ホットラインを使う傾向があるからだ。そうしたポイントをおさえておけば、お好みに応じてどんな動きをしても同じ効果が得られるだろう。

ここからは、あらゆる運動プランに共通する絶対必要な要素を簡単にまとめている。

①重力に逆らう

手の込んだジムのマシンのことは忘れてしまおう。人間の体は、下方へ引っぱる重力に抗って動くようにつくられている。骨に体重をかけて動けば、骨からのオステオカルシン分泌が刺激され、このホルモンのはたらきにより記憶力や全般的な認知能力が高まる。不安を軽減する効果もあるかもしれない。

重力に負けてだらりとしないかたちでの運動――と休息（膝立ちする、しゃがむ、何かにもたれずに背筋を伸ばして座る、など）――には、体幹《コア》をつねにはたらかせる効果もある。あまりぷよぷよではない腹まわりになるだけでなく、強烈なストレス反応に対する効果も得られるかもしれない。そして、重力に逆らって動いているときには、足の裏が圧迫され、全身の血行がよくなり、それが脳のはたらきを高める可能性もある。

自分の体重を支えながら動きまわると、筋肉も鍛えられ、自信と自己評価も高まる。前方に向かう動きは、精神的にも身体的にも、あなたをもっとよいところへ導いてくれるはずだ。

②同期する

人間は社会的な生きものであり、体の動きはわたしたちが互いにつながりあう強力な手段になる。集団で一緒に動く場合はとくにそうだ。グループで活動する学生を対象とした脳画像研究では、学生たちが互いに協力していると脳波が同期しはじめることが確認された。また、まだ初期段階の研究ではあるものの、ダンスをしているときに同じことが起きる可能性も示唆されている。すでにわかっている事実もある。たとえば、音楽にあわせて動くと脳がビートに同期するし、ほかの人と一緒に動くと「自分」と「他者」の境界があいまいになり、その結果、互いに協力しあえる可能性が高くなる。だとすれば、ダンスでもドラム演奏でも太極拳でもグループエクササイズのクラスでもなんでもいいが、同期をともなうタイプの動きをするのは理にかなっている。そうした動きはどれも、同じ効果をもたらしてくれる——相手とつながりあっているような気分にしてくれるのだ。あるいは、実際にはひとりきりでよるべなさを感じているときでも、音楽にあわせて動いて(首を振るだけでもいい)「グルーヴ」に乗れば、世界が少しだけ近くなったように感じられるかもしれない。

③人間本来の可動域をいっぱいに使う

川を泳いで渡ったり、ココナッツの木に登ったり、無邪気なウサギを狙って槍を投げたりする必要はないが、人間の体が本来するべき動きをすれば、とてもよい気分になる。ファシア、ストレッチと可動域、そして健康な免疫系のつながりをめぐる新たな知見は、人間本来の可動域をいっぱいに使った動きをすると、体液があるべきかたちで全身を流れ、気分を沈ませる原因になる炎症を抑えられるかもしれないことを示唆している。

この効果には、ゆっくりとした流れるような動きが関係している可能性がある。たとえば、スローペースの水泳をしてもいいし、じゅうぶんなストレッチと柔軟をして、関節が動くための準備を整えるのでもいい。あるいは、ランニング、ジャンプ、投擲などの爆発的な動き——ためこんだエネルギーとフラストレーションを一気に解放する動きでもいい。ストレスを感じているときには、人類が発達させた自慢の投擲スキルを活かすのも、うっぷんを晴らす最高の手段になる。投げた棒を拾ってきてくれる犬を飼っておらず、手ごろな野球やクリケットのボールも持っていない人には、娯楽目的のアックススローイング（斧投げ）を練習できる場所をおすすめする。効き目があるかもしれないので、ぜひ試してみてほしい。

④おなかと鼻《ベリーノーズ》をコントロールする

ベリーノーズ・コントロールというと新手のヨガの動きのようだが、要はおなかと鼻《ベリーノーズ》のコントロールで、鼻だけを使って呼吸をしながら1分あたり6呼吸のペースで横隔膜を動かすことを意味する。

呼吸に意識を向けて、しゃっきり目を覚ます。少しだけ呼吸のペースを落としてリラックスする。あるいは、思いきりゆっくり息をして、普段とは違う意識状態に到達する。そのどれを実践するにしても、脳波を呼吸と同期させ、心の状態を変える近道を開けるのは、鼻呼吸をしているときだけだ。

さらに、鼻から深く息を吸いこむと、体内を循環する酸素の量が増え、集中力と記憶力が向上するという証拠もある。それに対して、口呼吸ではそうした効果が得られないうえ、口臭や虫歯の原因にもなる。

⑤体の声を聞く

心を頭から取り出し、体に戻す必要がある。それは、健康と幸福の向上をめぐるほぼあらゆる動きの研究をつなぐテーマだ。この方法に効果があるのは、体に意識を向けると、否応なく自分の存在を感じ、行動の必要性を訴えているかもしれない体の感覚に注意が行くからだ。

最近の研究では、体に意識を向けながら動くと、高強度の運動と共通する多くの効果が得られることがわかってきている。しかも、そうした動きはズンバやサーキットや高強度インターバルトレーニング（HIIT）のような激しい運動とは違って、若くても年をとっていても、健康でもあまり健康でなくても、どんな人にもできる。

そうしたことから、体の声に耳を傾けるという明確な目的をもっておこなうスローペースのゆったり落ちついたものなら、どのような運動プランでも重要な基礎になると考えられる。なんとなくニューエイジっぽいと思う人もいるかもしれないが、自分は脚の生えた脳ではなく、心と体がしっかり結びついた動物なのだと改めて自覚することはとても大切だ。そしてその動物は、思考だけで――あるいは考えなしの筋肉だけで――動くことはできない。

⑥心を自由にさまよわせる

これは身体性の対極に位置し、体から心を解き放って、自分がただ「そこに存在する」状態になることと関係している。不可思議だがまぎれもなく実在する脳波同調のおかげで、リズミカルな運動があなたの味方になってくれる。ビートに注意を向けているときには、意識的な努力をほとんどしなくても体がビートにあわせて動く。それが一時的に心を解き放ってくれる。ビートにあわせた動きが持つこのトランス状態の誘発効果は、化学的な代替手段が登場する前から思考を振り払う手段として利用されてきたもので、いまも同じように効き目がある。

もう少し控えめなやりかたで同じようなことをしたい場合は、ランニングや散歩という手がある。それどころか、リズミカルな反復運動（サイクリングやスキーなど、何も考えなくてもできるくらい得意なものならなんでも）ならどんな方法でもいい。これはほかのかたちでとる休息に劣らず、わたしたちの健康と幸福に欠かせない。そうした運動をすれば、普段ならひどく間の悪いとき、たとえばシャワーを浴びている最中や眠りに落ちようとしているときにしか顔を見せない創造性にも、自分の動きを利用して手っとり早く触れられる。ひとりきりで心を自由にさまよわせ、どこからともなく湧いてきた奇妙ですばらしいアイデアに驚かされてみよう。

⑦動きながら学ぶ

ダンスのスキルを読みかたに応用したピーター・ラヴァットの例が示しているように、身体リテラシーは、体をうまく動かす能力をはるかに越える広範囲に影響を及ぼし、新たな思考のかたちを生むことがある。わたしたちの文化では、学ぶことと座ることが同一視される傾向があるが、人間はそもそも動きながら学ぶようにできている。体を本来あるべきやりかたで動かせば、精神を解放し、世界とそこで自分に成し遂げられることを新たなかたちで理解できるようになる。

どんなふうに動くにしても、力強さと敏捷さ、そして自分の体をコントロールできるという感覚が自信を生み出し、不安の解毒剤や全般的な気分向上の近道になってくれる。その境地へ至るための手段として筋力を強化するにしても、バランスやリズムの要素をともなう運動をするにしても、自分の体が生存に適しているという暗黙の知識が得られるのなら、時間と労力をかけるだけの価値はある。

少しずつこまめに動く

さて、ここからが難しいところだ。このすべてが収まるだけの余地を、生活のなかに見つけなければならない。昨今では誰もが時間に追われていることを考えれば、おそらくいちばん簡単な方法は、運動にあてる時間を増やそうとするのをあきらめ、そのかわりに、日々の暮らしのなかにもっと多くの動きを組みこむことだろう。

そのための方法のひとつが、世界のあちらこちらにいる稀有な人々の例を参考にすることだ。ほとんどの人と違って、そうした人たちは、身体面でも心理面でも認知面でも、怠けて衰えるにまかせるようなことはしない。世界には、１００歳まで生きる人が平均の10倍にのぼる長寿の五大ホットスポットが存在する。その土地――イタリアのサルデーニャ島、ギリシャのイカリア島、日本の沖縄、コスタリカのニコヤ、カリフォルニアのロマリンダ――に住む人たちは、認知症やメンタルヘルスの問題を患う率が平均よりもはるかに低い。そして、ここが重要なポイントなのだが、じっと座っていることがめったにない。

そのいっぽうで、そうした人たちは、あなたが「エクササイズ」と呼びそうなこともあまりしていない。そのかわりに、庭仕事、採集、散歩といった軽い活動を一日の一部として自然にこなしている。結局のところ、わたしたち人間はそもそも、そうした活動にあわせてつくられているのだ。人類の祖先とおおむね同じような生活を守っているタンザニアの狩猟採集民族ハッザも、エクササイズ的な活動はしない。男性は弓矢を持って1日あたり平均11キロほどを歩き、木に登ってハチミツを集める。女性は平均6キロほどを歩き、先端を尖らせた棒で乾いた土を掘って塊茎を探す。[1] 楽な作業ではないが、高強度インターバルトレーニングでもない。進化人類学者のハーマン・ポンツァーによる研究では、ハッザの人たちが1日に消費するカロリーは平均的な西洋人とだいたい同じであることがわかっている。要するに、西洋人よりも賢いかたちでカロリーを使っているだけなのだ。ハッザの人たちがしゃがむのは、筋肉に負荷をかけるためではなく、尻を汚さずに休憩をとるためだ。そもそも、空中椅子のような状態から立ち上がるのに慣れきっているので、脚が痛くなるようなこともない。そして、西洋人と同じくらい長生きし、身体的にはもっと健康だ。最近のある研究では、「彼らを訪ねた西洋の科学者たちよりも幸せそうに見える」と研究者らが力なく指摘している。[2]

一日をつうじて、軽度の動きをする。どうやらそれが、体にとっても心にとっても理想のシナリオに近いようだ。そうすれば、心と体の歯車に絶えず油を差し、血液やリンパ液などの体液を体内で循環させて思考、感情、動作をサポートできる可能性が高い。だからと言って、座ったまま通勤してデスクワークに励み、また座ったまま家まで帰りついたらソファに倒れこむ、みたいな生活をしている者にとって、そのシナリオの実現は簡単ではないという事実が変わるわけではない。

それなら、どうすればいいのか？　健康意識の高い企業では、スタンディングデスクのみならず、ルームランナーやエクササイズ用バイクのついたデスクまでもが社内に登場しはじめている。

ウォーキング・ミーティングも注目されつつあるが、それが本当に使えるのは、あなたの上司がじゅうぶんな理解を示していて、かつメモをとる必要のないミーティングだけだ。テレビを立ったまま見るとか、コマーシャル中に歩きまわるという選択肢もあるが、ひと晩かぎりにならずに続けられるのなら、あなたはきっと、わたしよりもずっと意志の強い人なのだろう。

生まれてこのかた続けてきた習慣を変えるのは難しい。そして、行動変容を専門とするケンブリッジ大学行動健康研究ユニットの心理学者テレサ・マルトーから最近きいた話によれば、わたしたちが本当の意味でコントロールできる環境は自宅だけだという。[3] さらに、複数の心理学研究では、わたしたちが多くの決断を多かれ少なかれ睡眠中に下している──つまり、無意識下の手がかりに反応し、思考せずに実行していることが示唆されている。だとすれば、現状よりも多くの動きを日常生活に採り入れるためには、自宅の環境を変え、否が応でも動かなくてはいけない状況にするしかない。

選択肢のひとつが、家具を置かないことだ。これは特定の界隈で脚光を浴びつつあるトレンドだ。運動界のカリスマ、ケイティ・ボーマンの提唱にしたがい、各地の運動愛好家たちがソファのかわりに床にクッションを置き、椅子に座るのではなくしゃがんだり膝立ちをしたりして使えるようにと、ダイニングテーブルの脚を切り落としている。学生のアパートのような雰囲気にしたくないのなら、特注のデスクに数百ドルを費やし、しゃがんだ高さにぴったりあうものをつくってもいいし、通常のデスクに上積みし、スタンディングデスクに改造するという手もある。

本当にそうしたいと思っているのでなければそこまでする必要はないが、床にじかに座って過ごす時間を増やすという方法が狙いとしてはいい線を行っていることはまちがいない。理由は単純だ——床に座っていれば、遅かれ早かれ立ち上がらなければいけなくなり、そのたびに全身の体重を脚で押し上げるレッグプレスと同等の効果が得られるからだ。その動きはかならずや脚の筋力を鍛えてくれる。一日をつうじて絶えず立ち上がったりしゃがんだりしていれば、バランス能力も鍛えられ、中年期の訪れとともにやって来る体の安定の衰えを遅らせることもできるだろう。

自宅で仕事をしている人なら、コンピューターの前で動いたり、もぞもぞしたり、床に座ったり、果てはスクワットをしたりしても誰かに怪訝な顔をされないので、実践しやすいことはたしかだ。わたしはいま挙げたことを全部している。さらに、身長１５０センチほどのわたしは、椅子に座っていてもどのみち足が床にほとんど届かないので、いつもなにかしらのかたちで座面の上で脚を折り曲げて座っている。そのおかげで、体をあれこれ動かしやすいし、定期的に姿勢も変えやすい。

座りがちの習性と健康をめぐるごく最近の研究によれば、そんなふうに体を動かせず、運動が仕事の一部として組みこまれてもいない場合のおおざっぱな原則としては、20分から30分ごとに立ち上がって動くことを目標にするといいようだ。[4] １分あたり２５０ワードの速さで文章を読む平均的な人なら、だいたい10ページ読むごとに脚をストレッチしたりダンス休憩をとったりすればいいということになる。忘れないでほしいのは、たとえ定期的に運動しているとしても、一日じゅう座りっぱなしの生活は健康に悪いということだ。運動の全体量を増やすのではなく、少しずつこまめに動くのが正解だろう。

そこでムーヴナットの運営メンバーが編み出したのが、さまざまな「運動スナック」からなる、まさにビュッフェと呼ぶにふさわしい方法だ。このスナックを一日の全体にちりばめることをムーヴナットは推奨している。実際に食べられる軽食《スナック》と同じように、運動スナックもいつのまにか積み重なり、自分でも気づかないうちに体に少なからぬ違いをもたらす傾向がある。ムーヴナット公認のスナックとしては、四つん這い、上を向いたカニのような体勢で這う、手を使わずに床から立ち上がる（そしてまた座る）、片脚でバランスをとる、指先でドア枠にぶら下がる、などがある。とはいえ、立ち上がって何かをするかぎり、どんなものでも運動スナックと見なせる。

生活のなかでする運動を増やすためには、かならずしも現状よりも多くのアクティビティを一日に押しこむ必要はない。じゅうぶんに体を動かし、近所を歩きまわるのでもいいし、もしかしたら、少しの庭仕事や家事でもいいかもしれない。ジムで過ごす時間を短くしても、全体としてはもっと大きな効果を得られる可能性がある。さらに、集中力やメンタルヘルスの向上のために瞑想すべきだろうかとくよくよ思い悩むのをやめられるという、おまけの効果まで期待できる。もっと頻繁に体に注意を向けるようになれば、必然的にマインドフルな状態になり、やかましい思考から離れられるからだ。そうなればしめたものだ。それどころか、運動を日々の暮らしの基本的要素のひとつに据えられれば、じっとしていることへの罪悪感を二度と抱かずにすむかもしれない。

おわりに

変化を起こす

社会を変える力

この本で紹介した知見には、ひとりひとりの健康を高めるだけでなく、社会をもっとよいほうへ変える力があるとわたしは心から信じている。

運動のはたらきを学んだり教えたりする人たちは急速に増えているし、その仕組みやそれに価値がある理由も複数の科学分野で並行して実証されている。だが、現実を直視しよう。過去数年でわたしたちが何かしらを学んだとするなら、それはずばり、事実や知識だけではかならずしも変化を生み出せるわけではないということだ。そして目下のところ、わたしたちは精神を高める運動を基礎とした生活とはほど遠い場所にいる。

現在進行中のプロジェクトは世界中に数多くあるが、もっとも恩恵を受けられるであろう人の多くが必要なリソースを得られていない状況は変わっていない。運動を日々の暮らしのなかに引き戻すためには、時間、お金、労力を本格的につぎこむ必要があるだろう。どれくらい役に立つかはわからないが、このセクションでは、もっとも変化が必要だと思われる領域と、それを実現するための手段を持つ人たちにとれる最善の行動をまとめている。

①幼いうちからはじめる

19世紀アメリカの社会運動家フレデリック・ダグラスは、こんなことを言っていた。「壊れたおとなを修繕するよりも、強い子どもを育てるほうが簡単だ」。現代心理学も、その意見に同意している。この考えかたにしたがえば、運動を生活の中核に返り咲かせるには、まずわたしたちがしばらく前から大失敗している事実を認めたうえで、次世代のためにそれを正す取り組みに本格的に力を注ぐのが最善ということになる。

若者のじつに20％がメンタルヘルスの問題を抱えている現状と、エモーショナル・リテラシーの発達における内受容感覚の重要性をめぐる数々の知見を考えれば、もっとも優先すべきは、なんらかのマインドフル・ムーブメントを学校の日課に組みこむことだろう。ごく幼い子どもの場合、これは「ごっこ遊び」に簡単に組み入れられる。ウィスコンシン大学マディソン校の〈健康な心〉センターの研究チームが実施した最近の実験では、４歳と5歳の子どもにゾウやカタツムリのような動きをさせ、自分をいろいろな動物だと想像させた。そのあいだ、研究グループのリーダーが子どもたちの注意を体の感覚にやさしく導き、「カタツムリの殻が息でいっぱいになっていくのを感じる?」とか「ゾウの鼻をぎゅっと絞って、鼻から流れ出る水を止めたあと、またゆるめて出すことはできる?」といった質問をする。子どもたちにすれば単なる楽しいゲームだが、どうやらこれには大きな効果があるようだ。ウィスコンシン大学のチームは2015年に『ディベロップメンタル・サイコロジー』誌で発表した研究論文のなかで、そうした介入とマインドフルネスをベースにしたほかのトレーニングを実施した子どもでは、向社会的行動と感情発達が対照群に比べて向上し、保育学校の通知表の評価もよくなったと報告している。[1]

7歳から11歳までの子どもや中等学校の生徒だと、この手法にはそれほど夢中にならないかもしれない。とはいえこの年齢層では、マインドフル・ムーブメントの効果がいっそう重要さを増す。というのも、子どもがより複雑な社会を動きまわりはじめ、自分のことを自分でできるようになるからだ。この年齢なら、武術やヨガをベースにしたレッスンをつうじて、前述のゲームと同じような体の状態を読むスキルを教えられるかもしれない。あるいは、もう少し変わった選択肢として、サーカスの技やパルクールなんかはどうだろう? さらに言えば、マインドフル・ムーブメントという手段をつうじて、基本的なスポーツのスキル、たとえば体重をうまくのせてボールにより大きな力をこめるスキルなどを教えられない理由もない。

それを実現するためには、専門の教師を雇うにしても体育の授業の一環としておこなうにしても、投資が必要となることはまちがいない。学校の体育の位置づけを新たな視点から見直す必要もある。イギリスでは体育は必須科目だが、最低週2時間という推奨時間のうち、どれくらいを時間割りのなかに押しこむかは各学校の裁量にまかされている。[2] 週2時間などほとんど無きに等しいという事実はさておき、中等学校の最大3分の1は、試験に備えたつめこみ教育の余地をつくるために体育の時間を削っている。

米国には全国共通の基準はない。しかも、体育・健康分野の教師として受賞歴を持ち、イリノイ州を拠点とするブロガーでもあるアンディ・ミルンによれば、体を動かす活動は必要ないと見なされることがあまりにも多いという。「体育の時間を削れという圧力が日に日に強まっていて、完全になくせとまで言われることもあります」とミルンは話す。「施設や教員を用意できないとか、机に向かって勉強する時間が減りすぎるといった理由で、学校が体育の授業を廃止することもできます」

心の健康と認知力——体の健康は言うまでもなく——における運動の重要性に関してこれまでにわかっていることを考えれば、こうした状況は不安になるほど近視眼的だ。ラフバラー大学の体育研究者ジョー・ハリスは2019年にまさにその点を指摘し、英語、算数、理科と同じ重みをもつ主要科目として体育をとらえるべきだと訴えた。「体育は体に主眼を置いた唯一の科目だ」とハリスは主張している。脇に追いやるのではなく、身体能力を「読み書きや計算と同じくらい価値のあるもの」と位置づけるべきだとハリスは言う。

体育の復権に加えて、学校はエレイン・ワイリーの著書を手本にしてもいいだろう。2012年、当時スコットランドの小学校の校長をしていたワイリーは、座りがちのライフスタイルが生徒たちの心身の健康に影響を与えているようだと気づいた。そこではじめたのが、「デイリー・マイル」と呼ばれる取り組みだ。このデイリー・マイルでは、子どもたちが1日にいちど勉強道具を置き、15分だけ校庭をランニングすることが推奨される。いつ実施するかは担任の教師が自由に選べる――たとえば、子どもたちがとくに退屈そうだったり落ちつきがなかったりするときでもいい。そして、クラス全員が一緒に走り、好きなだけ大騒ぎしながら、ひとりひとりが自分のペースを決められる。

以来、デイリー・マイルは1万1000校の学校に広がり、200万人を超える子どもたちが参加してきた。デイリー・マイルを定期的に実施している子ども5000人を対象とした2020年の研究では、もっと強度の高いブリープテスト〔短距離を繰り返し走らせるテスト〕をしたグループや15分にわたって屋外で立っていたグループと比べて、認知能力と幸福度のテストのスコアが高いことがわかった。[3]

しかしいったいなぜ、子どもたちに走りまわれとわざわざ言わなければいけないのか。そのために休み時間《プレイタイム》があるのではないか。そう思った人のために気の滅入る説明をすると、休み時間はもはや、かつてのような学校の揺るぎない要素ではなくなっている。米国では、休み時間はずっと以前から削減の犠牲になっており、2000年以降、最大40%の学区が休み時間を短縮している。[4]米疾病予防管理センターの推計によれば、学校の1日平均の休み時間はわずか27分で、すべての学校――小学校レベルでさえ――がそもそも休み時間をスケジュールに組みこんでいるわけではない。[5] イギリスも同じような状況だ。イギリスの小学校のおよそ85％、幼児学校の50％が午後の休み時間をとりやめている。さらに、昼食時間もこれまでになく短くなっている。この数字を算出した研究を主導している心理学者エド・ベインズは、次のように指摘している。「子どもたちには、列に並んでかろうじて昼食を終えるだけの時間しかなく、社交、運動、任意の活動のようなことをする時間など望むべくもない」[6]

いっぽう、フィンランドの子どもたちは、45分の授業が終わるたびに15分の休憩をとっており、合計すると1日あたりの休み時間は1時間を超える。休み時間には、子どもたちは体を動かす活動をするよう推奨されている。それだけ休んでも、フィンランドの子どもたちは世界トップレベルの学業成績を達成している。

どう考えても、運動を増やすのは子どもたちのためになる――感情面や身体面だけでなく、学力面でもそうなのだ。現状から方向を転換させなければいけない。そして、それは早ければ早いほどいい。

②運動療法を手軽に

運動が心の健康に及ぼす効果をほめそやすのと、その効果を標準的な治療計画にうまく組みこむのとでは、まったく話が違う。脳を中心に回っているわたしたちの世界では、心の健康を本気で改善しようとするなら、どのような取り組みであれ、体に宿る知（身体知）について教え、思考は感情につながる唯一の道ではないと伝えることが非常に重要となる。ここではっきりさせておくと、わたしは薬物療法や瞑想療法や対話療法になんの反感も持っていない。この三つはどれも、そのときどきでわたしを助けてきた。しかし、いま求められているのは、精神をコントロールするひとつの手段として、運動にもその三つと同じくらいの重みを与え、同じように療法として規定することだ。

世のなかにはすでに、そうした療法を求める人が利用できるいくつかの優れた選択肢が存在している。イギリスの医師のなかには、「グリーン・ジム」を処方する人もいる。これはボランティアが運営する環境保護プロジェクトで、環境関連のプロジェクトと心身の健康の向上を組みあわせることを狙いとするものだ。そうしたプロジェクトは英国全土で合計100以上あり、個人の体験談レベルではあるものの、幸福感が向上し、精神疾患の症状が軽減したとの報告もある。

対話療法は費用が高く、予約の順番待ちリストも長い。また、米国では医療保険でカバーされない場合もある。それを考えると、グリーン・ジムのようなプロジェクトの重要性はきわめて大きい。ここまで見てきたように、体力強化、ストレッチ、ダンス、呼吸コントロールがメンタルヘルスに及ぼす影響については、はっきりした証拠が得られている。そうした活動をグループでおこなえば——実際、グループでおこなうほうが効果が高い——精神衛生のさまざまな柱をいちどに鍛えられるかもしれない。医療をなりわいとする人たち——そしてそれに出資する人たち——は、運動を特別なオプションとして扱うのをそろそろやめ、運動をベースにした治療や療法に本格的に資金を注ぎこむべきだろう。

学習障害を抱える人たちに関しては――少なくとも特殊教育の環境では――状況はいくらかよくなっている。そうした教育の場では、運動と体を使った体験の価値がよく理解され、体幹を鍛えるエクササイズ、運動のための休み時間、体の感覚に対する認識の教育が授業の中核に採り入れられている。

だが、特別な支援を必要とする子どもたちの多くは、運動が日に日に脇へ追いやられている普通学級で学んでいる。そうした状況を考えれば、改善の余地はある。そして、特別な支援を必要とする成人も、運動療法の資金援助が充実すれば利益を得られるかもしれない。慈善団体や草の根組織は大きく貢献しているが、設備は地域によって異なるし、資金の調達も簡単ではない。心と体の結びつきという観点からあらゆる人の幸福が考えられるようになるとともに、いまはまだ専門的で特殊とされている療法が簡単に利用できるごく普通のものになってくれることを願っている。

③中年でやめるのは最悪

あなたはれっきとしたおとなで、あれをしろ、これをしろとわたしに言われる筋あいはない。でも、数々の証拠が示しているところによれば、成人期、とりわけ中年期は運動をやめるには最悪のタイミングだ。中年期ほど、体と心の「使わなければ失われる」特性があてはまる時期はない。この時期には、筋肉、骨、脳の余分なキャパシティを一掃しようと体が忙しくはたらいている。使わないものをもとの状態に戻すのはどんどん難しくなっていく。

誰もが実践すべき万能の動きや、思わずクリックしたくなる「魔法の技」のようなものは存在しない。わたしにはよかったものでも、あなたにとっては死ぬほど退屈かもしれないし、その逆もありうる。でも、「まとめ」の章の①〜⑦で紹介したような正しい運動の「ボタン」を押していれば、それほどまずい結果になることはないはずだ。ひとつだけ、誰もがしなければならないことがある。それは、生活のなかで運動の時間をつくるのはけっして贅沢でもわがままでもなく、必須事項なのだと認識することだ。運動をすれば気分がよくなる。集中力が高まって、退屈な仕事が速く、うまく片づき、精神的に崩れることも少なくなる。ストレスが軽減される。自分が何者かにあらためて気づける。そして、ほんの少しの幸運に恵まれれば、健康で幸福な老後を送るための「たくわえ」もできるかもしれない。

④高齢者にも必要

運動介入をぜひとも必要とする最後のグループが高齢者だ。高齢者が1日の最大80％の時間を座って過ごしているのには、身体的――そして社会的――にもっともな理由がある場合が多い。だが、身体的に可能な範囲での運動が身体、精神、感情の健康に効果をもたらすもっともな理由も存在する。これはとくに、パーキンソン病のような病気に言えることだ。パーキンソン病に関しては、ダンスをすると身体面と感情面の症状がいずれも軽減されることがわかっている。また、認知症のケースでは、何もしなければ喪失感と孤独を抱えていたかもしれない患者に慰めや安心、社会とのつながりの感覚を与えられる。

太極拳、散歩、ガーデニング、座った状態でのエクササイズなどのクラスも、筋力、バランス、自信を高める優れた手段になる。その点はいちどならず証明されているが、この手のサービスにはまだじゅうぶんな財源が割かれておらず、慈善団体まかせになっているケースがあまりにも多い。そうした状況については、みずからも高齢者グループの運動クラス――ブレイクダンスまである――を指導しているテリー・クワズニックほど的を射たことは言えそうにない。「資金援助はなくても（中略）運動の習慣を取り戻させる。それが、僕たちにできる最低限のことだと感じています」

結局のところ、何歳だろうが、これまでにどんな人生を送っていようが、短い休憩をとってきびきび運動することでよくならないものなど、なにもないのだ。ここまで読み進めてきたあなたに、そう納得してもらえたことを願っている。

さて、お許しいただけるなら、そろそろわが家のキッチンでダンスパーティーをはじめる時間だ。

謝辞

本書の発想が根を下ろしたのは、幾度となくしてきた長く退屈な犬の散歩中のことだった。それがちょっとしたものに育ったのは、とりとめのないわたしの話に耳を傾け、知識と経験をわたしに伝え、もっと掘り下げてみろと励ましてくれたおおぜいの人たちのおかげだ。とりわけ、担当エージェントのピーター・タラックには、早い段階で重要な指針を与えてくれたこと、そして粘り強い決意により本書を現実のものにしてくれたことに感謝する。

編集を担当したプロファイル・ブックスのエド・レイクとハノーヴァー・スクエア・プレスのジョン・グリンにもたいへんお世話になった。執筆と編集のプロセス全体をつうじて熱心に支援し、のどから手が出るほど欲しかった信頼を寄せてくれた。穏やかさを保ちながら、いくつものもつれを解きほぐしてくれたマシュー・テイラーにも感謝したい。

気前よく時間を割き、みずからの研究とその意味するところを話してくれた科学者たちがいなければ、わたしに書けることはあまりなかっただろう。わたしを研究室に招き、自分の時間と専門知識を惜しみなく与えてくれたピーター・ストリック、ピーター・ウェイン、エリック・カンデル、ジェラルド・カーセンティ、レベッカ・バーンステイプルに大きな感謝を。また、ヘレン・ロンジュヴァン、デニス・ムニョス＝ヴェルガラ、ディック・グリーン、ピーター・ラヴァット、デイヴィッド・レイチュレン、ヒューゴ・クリッチリー、ジェシカ・エクルズ、ニール・トッド、ペトル・ジャナタ、ミカ・アレン、リチャード・ダン、デイヴィッド・レヴィンソール、エリザベス・ブロードベントにも、ここに至るまでに本質をえぐる魅力的な対話の時間をつくってくれたことを感謝する。

それに劣らず重要だったのが、みずからの物語と体験をわたしに伝えるのみならず、運動で人生を変えられるのだと人々に気づかせるための稀有な取り組みを続けているすばらしい人たちだ。マーカス・スコットニー、テリー・クワズニック、ジェローム・ラットーニ、シャラート・ジョイス、ハミッシュ・ヘンドリー、アンディ・ミルン、デイル・ユース・ボクシングクラブ、ケヴィン・エドワード・ターナーとそのすばらしいダンスグループに——あなたがたの手助けに感謝する。これからもすばらしい取り組みが続きますように！

最後に、わたしの存在にじっと耐え、「もうたくさん」と思うくらいの返事がかえってくると知りながら、「あの本、どんな具合？」と訊いてくれた友人たちと家族に愛と感謝を捧げる。ボストンで（もういちど言うが）わたしに耐えてくれたアナ、ウィル、ジョージ、そしてニューヨークでわたしたちの世話を焼いてくれたイアンとジェスに感謝を。そして締めくくりに、いつもそわそわと動きまわって、そうしようと思えばできるはずのときでさえじっと座っていることのない、わたしの大好きな3人のやんちゃ者——ジョン、サム、ジャンゴに。わたしの気が乗らないときでも、そんなことにはおかまいなしに、否応なく立ち上がらせて外へ引っぱり出してくれて、ありがとう。あなたたちは文字どおり、わたしを動かし続けてくれている。あなたたちがいなければ、こんなことはとうていできなかっただろう。

MOVE この自然な動きが脳と体に効く
最新科学が明かす「人間本来の動き」の力

2023年6月20日　第1刷発行

著　者　キャロライン・ウィリアムズ
訳　者　梅田 智世
発行者　宮野尾 充晴
発　行　株式会社 インターシフト
〒156-0042　東京都世田谷区羽根木1-19-6
電話 03-3325-8637　FAX 03-3325-8307
www.intershift.jp/
発　売　合同出版 株式会社
〒184-0001　東京都小金井市関野町1-6-10
電話 042-401-2930　FAX 042-401-2931
www.godo-shuppan.co.jp/
印刷・製本　モリモト印刷
装丁　織沢 綾

カバー＆オビ イラスト：Noiro, Babkina Svetlana © (Shutterstock.com)

Printed in Japan
ISBN 978-4-7726-9579-4　C0040　NDC590　188x130

著者
キャロライン・ウィリアムズ Caroline Williams
科学ジャーナリスト。『ニューサイエンティスト』誌のコンサルタント兼定期寄稿者。『ガーディアン』『タイムズ』『ボストングローブ』など多くのメディアにも執筆。BBCラジオのプロデューサー、レポーターとしても活躍している。既刊書は『*My Plastic Brain*』。

★年間ベストブック〜『ニューサイエンティスト』(2021)

訳者
梅田 智世（うめだ ちせい）
翻訳家。訳書は、ダニエル・Z・リーバーマン＆マイケル・E・ロング『もっと！：愛と創造、支配と進歩をもたらすドーパミンの最新脳科学』、M・R・オコナー『WAYFINDING 道を見つける力：人類はナビゲーションで進化した』、リアム・ドリュー『わたしは哺乳類です：母乳から知能まで、進化の鍵はなにか』など。

響をおよぼしているらしい。また、ストレスが続くと、私たちの体は軽い炎症状態に陥ったままになってしまうことがある。慢性的な炎症はさまざまな病気に関わり、老化も加速させる。著者はストレッチによりファシア（筋肉や内臓を取り囲む膜）を圧迫して体液を動かせば、炎症を起こす体液を組織内に留まらないようにすることができるのかもしれないという。

私たちが無意識にしている呼吸。これを意識的におこなうだけでも、脳力が引き上げられる。呼吸は脳活動と関わり、記憶と感情の指揮者としてはたらいている。呼吸によって脳波を操れば、その効果をさらに発揮できるようになるのだ。とくに「1分あたり3呼吸」「1分あたり6呼吸」にはパワーがある。また、休息にも効果的な取りかたがある。「ひとりで休む」「動きながら休む」「休み過ぎない」ことを本書は提唱している。

私たちの生活は遠い祖先たちとはすっかり変わってしまったが、体の基本的なはたらきは変わっていない。「直立姿勢で動きながら考え、感じる」というヒトの特性は、そのまま私たちの体にも備わっている。動きのない暮らしは、その体の力を眠らせているのだ。この力を引き出すために、特別な運動や鍛錬はいらない。本来の力を引き出す動きでいい。こうした動きは私たちの「内なる自然」や「人間性」まで目覚めさせてくれるだろう。

本書出版プロデューサー　真柴隆弘

る動き（ダンス）」だろう。とくに人間は2ヘルツの振動数（1分あたり120拍の速さ）に共鳴するのだが、これはポップミュージックの定番ビートのテンポでもある。ヒトはみな2ヘルツに共鳴する。そして一緒に動き踊れば、自他の境界も消えていく。また、ダンスをすると、自分の感情や他者の感情を読む能力が高くなるという。ダンスはエモーショナル・リテラシーも高めてくれるのだ。いっぽう、私たちは拍子がちょっと外れてバランスが崩れたようなときにも快感を覚える。これには平衡感覚を担う耳石器がかかわっている。ヒトの直立二足歩行は、バランスを保つ「転倒の制御」が鍵を握っている。そのバランスを少し崩しては身体を救い出す動きやリズムに快感を覚えるのは、二足歩行する動物としての進化的裏付けがある。

背筋を伸ばす姿勢や、体幹の筋肉《コアマッスル》にはたらきかける動きは、ストレスをやわらげる。そのわけは副腎髄質にある。副腎髄質は、不安や恐怖などのストレスを感じると闘争・逃走反応を促すアドレナリンを分泌する。この副腎髄質は脳の運動野や、感情に関わる領域にもつながっている。そして、副腎髄質との相互接続が圧倒的に多いのはコア（体幹）を動かす脳領域であることがわかった。コアの強化がなぜストレスに効くのか、科学はいまその理由を明かしつつある。

体を変えるために大切なのがストレッチだ。ストレッチをすれば体の組織が細胞レベルまで変わることが示されている。さらにその変化は免疫系をつうじて全身に波及し、心身の健康に大きな影

たとえば、骨から分泌されるホルモン「オステオカルシン」。ノーベル賞受賞者でもある神経学者エリック・カンデルからこのホルモンのはたらきを、著者はじきじきに聞き出す。カンデルの研究によるとオステオカルシンは記憶力を上げ、さまざまな知的機能も強化するという。このことは骨に体重をかける動きがいかに大切かを示している。また別の研究では、心拍数と同期した速さで歩くと、脳への血流が着実に増加することがわかった。こうした軽快な歩行は気持ちいいだけではなく、脳のはたらきも高めるらしい。面白いのは、前に動くだけで未来志向が生まれ、後ろへ動くと過去の記憶が呼び起こされるという実験だ。文字どおり「前向きな姿勢」というわけだ。

「心身一如」というように、心と体はつながっている。筋力を鍛えるだけで、自己評価が高まり、精神疾患も改善される。興味深いのはウェイトトレーニングのあとに見られる不安やうつ症状の改善効果は、筋肉サイズの変化とは関係がないということだ。もともと私たちの筋肉には使っていない潜在能力があり、その予備の力が放たれて（体の自然のブレーキがゆるんで）、心にも影響を与えているのだ。これは重要なポイントだ。筋肉をつけ増強することではなく、人間本来の力が解き放たれることが精神面にも影響を及ぼしているわけだ。それなら、わざわざバーベルを持ち上げるような運動はいらない。ジャンプしたり自分の体重を使う動きでも同じような効果がある。

人間本来の動きをするとスッキリし、快感も与えてくれる。わかりやすいのが「リズムに同期す

解説

運動が脳や体を変える効果のあることはすでによく知られている。本書はその次の扉を開くための鍵となる。というのも、たんなる運動ではなく、どのような動きがどんな効果をもたらすかを、最新科学の成果とともに教えてくれるからだ。それは嬉しい驚きでもある。特別な運動ではなく、とても簡単な動きが脳や体に効くというのだから。

もともとヒトの脳は、動くために進化した。注目すべきは、小脳のはたらきだ。小脳は動きをつかさどっているだけではなく、思考や感情にも大きく関わっている。つまり動きと思考・感情は小脳を介して密接につながっているのだ。ヒトで大いに進展した、先を見越して計画立案するといった「連鎖的思考《シーケンシャル・シンキング》」の土台も、こうして生まれた。人間とは本来、「直立姿勢で動きながら思考するアスリート」にほかならない。

ところが、現代の生活はこうした人間本来の「動き x 思考・感情」という活動スタイルを追いやってしまった。座りがちで動きの少ない生活は、思考・感情にかかわるさまざまな弊害をもたらす。いっぽうで、健康に気をつけるためにするせっかくの運動も、本書が指摘するように間違った動きであることが多い。正しい動きの極意は、ヒトが本来持っている力を引き出す動き、ムリのない自然な動きであることだ。そのことを科学者たちが突き止めつつある。

原注

●はじめに　人間本来の動きを取り戻す

1. Hoffmann, B., Kobel, S., Wartha, O., Kettner, S., Dreyhaupt, J., and Steinacker, J. M., 'High sedentary time in children is not only due to screen media use: a cross-sectional study', *BMC Pediatrics*, 2019, vol. 19(1): 154.
2. Harvey, J. A., Chastin, S. F., and Skelton, D. A., 'How sedentary are older people? A systematic review of the amount of sedentary behavior', *Journal of Aging and Physical Activity*, 2015, vol. 23(3): 471–87.
3. Bakrania, K., Edwardson, C. L., Khunti, K., Bandelow, S., Davies, M. J., and Yates. T., 'Associations between sedentary behaviours and cognitive function: cross-sectional and prospective findings from the UK biobank', *American Journal of Epidemiology*, 2018, vol. 187(3): 441–54.
4. Colzato, L. S., Szapora, A., Pannekoek, J. N., and Hommel, B., 'The impact of physical exercise on convergent and divergent thinking', *Frontiers in Human Neuroscience*, 2013, vol. 7: 824.
5. Smith, L., and Hamer, M., 'Sedentary behaviour and psychosocial health across the life course', in *Sedentary Behaviour Epidemiology*, ed. Leitzmann, M. F., Jochem, C., and Schmid, D., Springer Series on Epidemiology and Public Health (New York: Springer, 2017).
6. Teychenne, M., Costigan, S. A., and Parker K., 'The association between sedentary behaviour and risk of anxiety: a systematic review', *BMC Public Health*, 2015, vol. 15: 513. Zhai, L., Zhang, Y., and Zhang, D., 'Sedentary behaviour and the risk of depression: a meta-analysis', *British Journal of Sports Medicine*, 2015, vol. 49(11): 705--9.
7. Smith and Hamer, 'Sedentary behaviour and psychosocial health across the life course'.
8. Haapala, E. A., Väistöa, J., Lintua, N., Westgate, K., Ekelund, U., Poikkeus, A.-M., Brage, S., and Lakka, T. A., 'Physical activity and sedentary time in relation to academic achievement in children', *Journal of Science and Medicine in Sport*, 2017, vol. 20: 583–9.
9. Biddle, S. J. H., Pearson, N., Ross, G. M., and Braithwaite, R., 'Tracking of sedentary behaviours of young people: a systematic review', *Preventive Medicine*, 2010, vol. 51: 345–51.
10. Falck, R. S., Davis, J. C., and Liu-Ambrose, T., 'What is the association between sedentary behaviour and cognitive function?

A systematic review', *British Journal of Sports Medicine*, 2017, vol. 51(10): 800–11.
11. Lynn, R., 'Who discovered the Flynn effect? A review of early studies of the secular increase of intelligence', *Intelligence*, 2013, vol. 41(6): 765–9.
12. Dutton, E., der Linden, D., and Lynn, R., 'The negative Flynn Effect: a systematic literature review', *Intelligence*, 2016, vol. 59: 163–9.
13. Lynn, R., 'New evidence for dysgenic fertility for intelligence in the United States', *Social Biology*, 1999, vol. 46: 146–53.
14. Rindermann, H., and Thompson, J., 'The cognitive competences of immigrant and native students across the world: an analysis of gaps, possible causes and impact', *Journal of Biosocial Science*, 2016, vol. 48(1): 66–93.
15. Ng, S. W., and Popkin, B. M., 'Time use and physical activity: a shift away from movement across the globe', *Obesity Reviews*, 2012, vol. 13: 659–80.
16. Claxton, G., *Intelligence in the Flesh: Why Your Mind Needs Your Body Much More Than It Thinks* (New Haven, CT: Yale University Press, 2015).

◉第１章　脳は動くために進化した

1. Llinás, R. R., *I of the Vortex: From Neurons to Self* (Cambridge, MA: MIT Press, 2001).
2. Barton, R. A., and Venditti, C., 'Rapid evolution of the cerebellum in humans and other great apes', *Current Biology*, 2014, vol. 24: 2440–44.
3. Halsey, L. G., 'Do animals exercise to keep fit?', *Journal of Animal Ecology*, 2016, vol. 85(3): 614–20.
4. Lieberman, D. *The Story of the Human Body: Evolution, Health and Disease* (New York: Pantheon Books, 2013). ダニエル・E・リーバーマン『人体六〇〇万年史——科学が明かす進化・健康・疾病』（塩原通緒訳、早川書房）
5. Raichlen, D. A., and Alexander, G. E., 'Adaptive capacity: an evolutionary neuroscience model linking exercise, cognition and brain health', *Trends in Neurosciences*, 2017, vol. 40 (7): 408–21.
6. Osvath, M., 'Spontaneous planning for future stone throwing by a male chimpanzee', *Current Biology*, 2007, vol. 19(5): 190–91.
7. Raby, C. R., Alexis, D. M., Dickinson, A., and Clayton, N. S., 'Planning for the future by western scrub-jays', *Nature*, 2007, vol. 445: 919–21.
8. Held, R., and Hein, A., 'Movement-produced stimulation in the development of visually guided behavior', *Journal of Comparative and Physiological Psychology*, 1967, vol. 56 (5): 872–6.

9. O'Regan, J. K., *Why Red Doesn't Sound like a Bell* (New York: Oxford University Press, 2011).
10. Humphrey, N., 'Why the feeling of consciousness evolved', *Your Conscious Mind: Unravelling the Greatest Mystery of the Human Brain*, New Scientist Instant Expert series (London: John Murray, 2017), pp. 37–43.
11. Craig, A. D., 'How do you feel – now? The anterior insula and human awareness', *Nature Reviews Neuroscience*, 2009, vol. 10(1): 59–70.

◉第2章　歩きかたを変えれば発想が変わる

1. http://darwin-online.org.uk/EditorialIntroductions/vanWyhe_notebooks.html
2. Raichlen, D. A., and Alexander, G. E., 'Adaptive capacity: An evolutionary neuroscience model linking exercise, cognition and brain health', *Trends in Neurosciences*, 2017, vol. 40(7): 408–21.
3. Raichlen, D. A., Foster, A. D., Gerdeman, G. L., Seillier, A., and Giuffrida, A., 'Wired to run: exercise-induced endocannabinoid signaling in humans and cursorial mammals with implications for the "runner's high"', *Journal of Experimental Biology*, 2012, vol. 215: 1331–6.
4. Lee, D. Y., Na, D. L., Seo, S. W., Chin, J., Lim, S. J., Choi, D., Min, Y. K., and Yoon, B. K., 'Association between cognitive impairment and bone mineral density in postmenopausal women', *Menopause*, 2012, vol. 19(6): 636–41.
5. Berger, J. M., Singh, P., Khrimian, L., Morgan, D. A., Chowdhury, S., Arteaga-Solis, E., Horvath, T. L., Domingos, A. I., Marsland, A. L., Yadav, V. K., Rahmouni, K., Gao, X.-B., and Karsenty, G., 'Mediation of the acute stress response by the skeleton', *Cell Metabolism*, 2019, vol. 30: 1–13.
6. https://www.ambrosiaplasma.com
7. https://www.fda.gov/BiologicsBloodVaccines/SafetyAvailability/ucm631374.htm
8. https://onezero.medium.com/exclusive-ambrosia-the-youngblood-transfusion-startup-is-quietly-back-in-businessee2b7494b417
9. 出典：aabb.org (Blood FAQ: 'Who donates blood?'［2020年8月16日にアクセス］)
10. Lakoff, G., and Johnson, M., *Metaphors We Live By* (Chicago, IL: Chicago University Press, 1980). George Lakoff、Mark Johnson『メタファに満ちた日常世界』（橋本功・八木橋宏勇・北村一真・長谷川明香編著、松柏社）
11. Miles, L. K., Karpinska, K., Lumsden, J., and Macrae, C. N., 'The meandering mind: vection and mental time travel', *PLoS One*, 2010, vol. 5(5): e10825.

12. Aksentijevic, A., and Treider, J. M. G., 'It's all in the past: deconstructing the temporal Doppler effect', *Cognition*, 2016, vol. 155: 135–45.
13. Yun, L., Fagan, M., Subramaniapillai, M., Lee, Y., Park, C., Mansur, R. B., McIntyre, R. S., Faulkner, G. E. J., 'Are early increases in physical activity a behavioral marker for successful antidepressant treatment?', *Journal of Affective Disorders*, 2020, vol. 260: 287–91.
14. Michalak, J., Troje, N. F., Fischer, J., Vollmar, P., Heidenreich, T., and Schulte, D., 'Embodiment of sadness and depression – gait patterns associated with dysphoric mood', *Psychosomatic Medicine*, 2009, vol. 71(5): 580–87.
15. Michalak, J., Rohde, K., Troje, N. F., 'How we walk affects what we remember: gait modifications through biofeedback change negative affective memory bias', *Journal of Behavior Therapy and Experimental Psychiatry*, 2015, vol. 46: 121–5.
16. Darwin, F., *Rustic Sounds, and Other Studies in Literature and Natural History* (London: John Murray, 1917).
17. Dijksterhuis, A., and Nordgren, L. F., 'A theory of unconscious thought', *Perspectives on Psychological Science*, 2006, vol. 1(2): 95–109.
18. Dijksterhuis, A., 'Think different: the merits of unconscious thought in preference development and decision making', *Journal of Personality and Social Psychology*, 2004, vol. 87(5): 586–98.
19. Chrysikou, E. G., Hamilton, R. H., Coslett, H. B., Datta, A., Bikson, M., and Thompson-Schill, S. L., 'Noninvasive transcranial direct current stimulation over the left prefrontal cortex facilitates cognitive flexibility in tool use', *Cognitive Neuroscience*, 2013, vol. 4(2): 81–9.
20. この実験の全容については著者の前著を参照：*Override* (London: Scribe, 2017). Published in the US as *My Plastic Brain* (Buffalo, NY: Prometheus, 2018).
21. Oppezzo, M., and Schwartz, D. L., 'Give your ideas some legs: the positive effect of walking on creative thinking', *Journal of Experimental Psychology: Learning, Memory, and Cognition*, 2014, vol. 40(4): 1142–52.
22. Plambech, T., and Konijnendijk van den Bosch, C. C., 'The impact of nature on creativity – a study among Danish creative professionals', *Urban Forestry & Urban Greening*. 2015, vol. 14 (2): 255–63.
23. https://www.ramblers.org.uk/advice/facts-and-stats-aboutwalking/participation-in-walking.aspx 24. Bloom, N., Jones, C. I., Van Reenen, J., and Webb, M., Are Ideas Getting Harder To Find? Working Paper 23782, National Bureau of Economic Research, 2017. https://www.nber.org/papers/w23782

24. Bloom, N., Jones, C. I., Van Reenen, J., and Webb, M., Are Ideas Getting Harder To Find? Working Paper 23782, National Bureau of Economic Research, 2017. https://www.nber.org/papers/w23782

◉第3章 心のバネを鍛え、自信を高める動き

1. Barrett Holloway, J., Beuter, A., and Duda, J. L., 'Self-efficacy and training for strength in adolescent girls', *Journal of Applied Social Psychology*, 1988, vol. 18(8): 699–719.
2. Fain, E., and Weatherford, C., 'Comparative study of millennials' (age 20–34 years) grip and lateral pinch with the norms', *Journal of Hand Therapy*, 2016, vol. 29(4): 483–8.
3. Sandercock, G. R. H., and Cohen, D. D., 'Temporal trends in muscular fitness of English 10-year-olds 1998–2014: an allometric approach', *Journal of Science and Medicine in Sport*, 2019, vol. 22(2): 201–5.
4. https://www.ncbi.nlm.nih.gov/pmc/articles/PMC5068479/
5. Damasio, A., *The Feeling of What Happens: Body, Emotion and the Making of Consciousness* (London: Vintage, 2000), p.150. アントニオ・ダマシオ『意識と自己』(田中三彦訳、講談社)
6. Barrett, L., *Beyond the Brain: How Body and Environment Shape Animal and Human Minds* (Princeton, NJ: Princeton University Press, 2011), p.176. ルイーズ・バレット『野性の知能——裸の脳から、身体・環境とのつながりへ』(小松淳子訳、インターシフト)
7. Damasio, *The Feeling of What Happens*. アントニオ・ダマシオ『意識と自己』(田中三彦訳、講談社)
8. Alloway, R. G., and Packiam Alloway, T., 'The working memory benefits of proprioceptively demanding training: a pilot study', *Perceptual and Motor Skills*, 2015, vol. 120(3): 766–75.
9. Van Tulleken, C., Tipton, M., Massey, H., and Harper, C. M., 'Open water swimming as a treatment for major depressive disorder', *BMJ Case Reports* 2018, article 225007.
10. O'Connor, P. J., Herring, M. P., and Caravalho, A., 'Mental health benefits of strength training in adults', *American Journal of Lifestyle Medicine*, 2010, vol. 4(5): 377–96.
11. Roach, N. T., and Lieberman, D. E., 'Upper body contributions to power generation during rapid, overhand throwing in humans', *Journal of Experimental Biology*, 2014, vol. 217: 2139–49.
12. https://youtu.be/HUPeJTs3JXw?t=2585 かがんで宙返りする一連の動きは43分05秒ごろから見ることができる。
13. Schleip, R., and Müller, D. G., 'Training principles for fascial connective tissues: scientific foundation and suggested practical applications', *Journal of Bodywork and Movement Therapies*, 2013, vol. 17(1): 103–15.

14. Bond, M. M., Lloyd, R., Braun, R. A., and Eldridge, J. A., ‘Measurement of strength gains using a fascial system exercise program’, *International Journal of Exercise Science*, 2019, vol. 12(1): 825–38.
15. https://uk.news.yahoo.com/brutal-martial-art-savedcomplex-114950334.html.
16. Van der Kolk, B. A., and Fisler, R., ‘Dissociation and the fragmentary nature of traumatic memories: overview and exploratory study’, *Journal of Traumatic Stress*, 1995, vol. 8(4): 505–25.
17. Janet, P., *Psychological Healing: A Historical and Clinical Study* (London: Allen and Unwin, 1925).
18. Rosenbaum, S., Sherrington, C., and Tiedemann, A., ‘Exercise augmentation compared with usual care for posttraumatic stress disorder: a randomized controlled trial’, *Acta psychiatrica scandinavica*, 2015, vol. 131(5): 350–59; Rosenbaum, S., Vancampfort, D., Steel, Z., Newby, J., Ward, P. B., and Stubbs, B., ‘Physical activity in the treatment of post-traumatic stress disorder: a systematic review and metaanalysis’, *Psychiatry Research*, 2015, vol. 230(2): 130–36.
19. Gene-Cos, N., Fisher, J., Ogden, P., and Cantrell, A., ‘Sensorimotor psychotherapy group therapy in the treatment of complex PTSD’, *Annals of Psychiatry and Mental Health*, 2016, vol. 4(6): 1080.
20. Ratey, J., and Hagerman, E., *Spark! How Exercise Will Improve the Performance of Your Brain* (London: Quercus, 2008), p.107.
21. Mukherjee, S., Clouston, S., Kotov, R., Bromet, E., and Luft, B., ‘Handgrip strength of World Trade Center (WTC) responders: the role of re-experiencing posttraumatic stress disorder (PTSD) symptoms’, *International Journal of Environmental Research and Public Health*, 2019, vol. 16(7): 1128.
22. Clouston, S. A. P., Guralnik, J., Kotov, R., Bromet, E., and Luft, B. J., ‘Functional limitations among responders to the World Trade Center attacks 14 years after the disaster: implications of chronic posttraumatic stress disorder’, *Journal of Traumatic Stress*, 2017, vol. 30(5): 443–52.

◉第4章　リズムに同期する

1. Phillips-Silver, J., Aktipis, C. A., and Bryant, G. A., ‘The ecology of entrainment: foundations of coordinated rhythmic movement’, *Music Perception*, 2010, vol. 28(1): 3–14.
2. 出典：https://www.statista.com/statistics/756629/dance-step-and-other-choreographed-exercise-participantsus/#statisticContainer
3. Aviva UK Health Check Report, spring 2014.
4. Hanna, J. L., ‘Dancing: a nonverbal language for imagining and

learning', *Encyclopedia of the Sciences of Learning*, ed. Seel, N. M. (Boston, MA: Springer, 2012).
5. Neave, N., McCarty, K., Freynik, J., Caplan, N., Hönekopp, J., and Fink, B., 'Male dance moves that catch a woman's eye', *Biology Letters*, 2011, vol. 7(2), 221–4.
6. インド中央部にあるビンベットカの岩陰遺跡群。
7. Winkler, I., Háden, G. P., Ladinig, O., Sziller, I., and Honing, H., 'Newborn infants detect the beat in music', *PNAS*, 2009, vol. 106(7): 2468–71.
8. Lewis, C., and Lovatt, P. J., 'Breaking away from set patterns of thinking: improvisation and divergent thinking', *Thinking Skills and Creativity*, 2013, vol. 9: 46–58.
9. Gebauer, L., Kringelbach, M. L., and Vuust, P., 'Everchanging cycles of musical pleasure: the role of dopamine and anticipation', *Psychomusicology: Music, Mind, and Brain*, 2012, vol. 22(2): 152–67.
10. Bengtsson, S. L., Ullén, F., Ehrsson, H. H., Hashimoto, T., Kito, T., Naito, E., Forssberg, H., and Sadato, N., 'Listening to rhythms activates motor and premotor cortices', *Cortex*, 2009, vol. 45(1): 62–71.
11. MacDougall, H., and Moore, S., 'Marching to the beat of the same drummer: the spontaneous tempo of human locomotion', *Journal of Applied Physiology*, 2005, vol. 99: 1164.
12. Moelants, D., 'Preferred tempo reconsidered', *Proceedings of the 7th International Conference on Music and Cognition*, ed. Stevens, C., Burnham, D., McPherson, G., Schubert, E., and Renwick, J. (Adelaide: Causal Productions, 2002).
13. Fitch, W. T., 'The biology and evolution of rhythm: unravelling a paradox', *Language and Music as Cognitive Systems*, ed. Rebuschat, P., Rohmeier, M., Hawkins, J. A., and Cross, I.(Oxford: Oxford University Press, 2011).
14. Patel, A. D., Iversen, J. R., Bregman, M. R., and Schulz, I., 'Experimental evidence for synchronization to a musical beat in nonhuman animal', *Current Biology*, 2008, vol. 19(10): 827–30. ダンスをするオウム、スノーボール：https://www.youtube.com/watch?v=N7IZmRnAo6s
15. Tarr, B., Launay, J., and Dunbar, R. I. M., 'Music and social bonding: 'self-other' merging and neurohormonal mechanisms', *Frontiers in Psychology*, 2014, vol. 5: 1096.
16. McNeill, W. H., *Keeping Together in Time: Dance and Drill in Human History* (Cambridge, MA: Harvard University Press, 1995).
17. Cirelli, L., Wan, S. J., and Trainor, L. J., 'Fourteen-monthold infants use interpersonal synchrony as a cue to direct helpfulness', *Philosophical Transactions of the Royal Society, B*, 2014, vol. 369(1658).

18. Janata, P., Tomic, S. T., and Haberman, J. M., 'Sensorimotor coupling in music and the psychology of the groove', *Journal of Experimental Psychology*, 2012, vol. 141: 54.
19. Honkalampi, K., Koivumaa-Honkanen, H., Tanskanen, A., Hintikka, J., Lehtonen, J., and Viinamäki, H., 'Why do alexithymic features appear to be stable? A 12-month follow-up study of a general population', *Psychotherapy and Psychosomatics*, 2001, vol. 70: 247.
20. Di Tella, M., and Castelli, L., 'Alexithymia and fibromyalgia: clinical evidence', *Frontiers in Psychology*, 2013, vol. 4: 909.
21. Jeong, Y., and Hong, S., 'Dance movement therapy improves emotional responses and modulates neurohormones in adolescents with mild depression', *International Journal of Neuroscience*, 2005, vol. 115: 1711.
22. Bojner Horwitz, E., Lennartsson, A-K, Theorell, T. P. G., and Ullén, F., 'Engagement in dance is associated with emotional competence in interplay with others', *Frontiers in Psychology*, 2015, vol. 6, article 1096.
23. Campion, M., and Levita, L., 'Enhancing positive affect and divergent thinking abilities: play some music and dance', *Journal of Positive Psychology*, 2013, vol. 9: 137.
24. Spoor, F., Wood, B., and Zonneveld, F., 'Implications of early hominid labyrinthine morphology for evolution of human bipedal locomotion', *Nature*, 1994, vol. 23: 645.
25. Todd, N., and Cody, F., 'Vestibular responses to loud dance music: a physiological basis of the "rock and roll threshold"?', *Journal of the Acoustic Society of America*, 2000, vol. 107: 496.
26. Todd, N., and Lee, C., 'The sensory-motor theory of rhythm and beat induction 20 years on: a new synthesis and future perspectives', *Frontiers in Human Neuroscience*, 2015, vol. 9, article 444.

◉第5章　コア強化がストレスを軽くする

1. Pilates, J., and Miller, J. M., *Return to Life through Contrology* (New York: J. J. Augustin, 1945). ジョセフ・H・ピラティス『Return to Life Through Contrology. リターン・トゥー・ライフ・スルー・コントロロジ——ピラティスで、本来のあなたを取り戻す！』（日本ピラティス研究会訳、武田淳也訳監修・編著、現代書林）
2. Middleton, F. A., and Strick, P. L., 'Anatomical evidence for cerebellar and basal ganglia involvement in higher cognitive function', *Science* 1994, vol. 266: 458–61.
3. Tallon-Baudry, C., Campana, F., Park, H. D., and Babo-Rebelo, M., 'The neural monitoring of visceral inputs, rather than attention, accounts for first-person perspective in conscious vision', *Cortex*, 2018,

vol. 102: 139–49.
4. Stoffregen, T. A., Pagulayan, R. J., Bardy, B. B., and Hettinger, L. J., 'Modulating postural control to facilitate visual performance', *Human Movement Science*, 2000, vol. 19 (2): 203–20.
5. WHO より : https://www.who.int/news-room/fact-sheets/detail/falls
6. Balogun, J. A., Akindele, K. A., Nihinlola, J. O., and Marzouk, D. K., 'Age-related changes in balance performance', *Disability and Rehabilitation*, 1994, vol. 16(2): 58–62.
7. Wayne, P. M., Hausdorff, J. M., Lough, M., Gow, B. J., Lipsitz Novak, L. V., Macklin, E. A., Peng, C.-K., and Manor, B., 'Tai chi training may reduce dual task gait variability, a potential mediator of fall risk, in healthy older adults: cross-sectional and randomized trial studies', *Frontiers in Human Neuroscience*, 2015, vol. 9: 332.
8. Feldman, R., Schreiber, S., Pick, C. G., and Been, E., 'Gait, balance and posture in major mental illnesses: depression, anxiety and schizophrenia', *Austin Medical Sciences*, 2020, vol. 5(1): 1039.
9. Carney, D. R., Cuddy, A. J., and Yap, A. J., 'Power posing: brief nonverbal displays affect neuroendocrine levels and risk tolerance', *Psychological Science*, 2010, vol. 21(10): 1363–8.
10. https://faculty.haas.berkeley.edu/dana_carney/pdf_My%20position%200n%20power%20poses.pdf
11. Jones, K. J., Cesario, J., Alger, M., Bailey, A. H., Bombari, D., Carney, D., Dovidio, J. F., Duffy, S., Harder, J. A., van Huistee, D., Jackson, B., Johnson, D. J., Keller, V. N., Klaschinski, L., LaBelle, O., LaFrance, M., Latu, I. M., Morssinkhoff, M., Nault, K., Pardal, V., Pulfrey, C., Rohleder, N., Ronay, N., Richman, L. S., Schmid Mast, M., Schnabel, K., Schröder-Abé, M., and Tybur, J. M. Power poses – where do we stand?', *Comprehensive Results in Social Psychology*, 2017, vol. 2(1): 139–41.
12. Osypiuk, K., Thompson, E., and Wayne, P. M., 'Can tai chi and qigong postures shape our mood? Toward an embodied cognition framework for mind–body research', *Frontiers in Human Neuroscience*, 2018, vol. 12, article 174; https://www.ncbi.nlm.nih.gov/pmc/articles/PMC5938610/pdf/fnhum-12?00174.pdf.
13. Kraft, T. L., and Pressman, S. D., 'Grin and bear it: the influence of manipulated facial expression on the stress response', *Psychological Science*, 2012, vol. 23(11): 1372–8.
14. Wagner, H., Rehmes, U., Kohle, D., and Puta, C., 'Laughing: a demanding exercise for trunk muscles', *Journal of Motor Behaviour*, 2014, vol. 46(1): 33–7.
15. Weinberg, M. K., Hammond, T. G., and Cummins, R. A., 'The impact of laughter yoga on subjective well-being: a pilot study', *European*

Journal of Humour Research, 2014, vol. 1 (4): 25–34.
16. Bressington, D., Mui, J., Yu, C., Leung, S. F., Cheung, K., Wu, C. S. T., Bollard, M., and Chien, W. T., 'Feasibility of a groupbased laughter yoga intervention as an adjunctive treatment for residual symptoms of depression, anxiety and stress in people with depression', *Journal of Affective Disorders*, 2019, vol. 248: 42–51.
17. Schumann, D., Anheyer, D., Lauche, R., Dobos, G., Langhorst, J., and Cramer, H., 'Effect of yoga in the therapy of irritable bowel syndrome: a systematic review', *Clinical Gastroenterology and Hepatology*, 2016 vol. 14(12): 1720–31.
18. Liposcki, D. B., da Silva Nagata, I. F., Silvano, G. A., Zanella, K., and Schneider, R. H., 'Influence of a Pilates exercise program on the quality of life of sedentary elderly people: a randomized clinical trial', *Journal of Bodywork and Movement Therapies*, 2019, vol. 23(2): 390–93.

◉第6章　細胞が変わるストレッチ

1. Langevin, H. M., and Yandrow, J. A., 'Relationship of acupuncture points and meridians to connective tissue planes', *The Anatomical Record*, 2002, vol. 269: 257–65.
2. Eyckmans, J., Boudou, T., Yu, X., and Chen, C. S., 'A hitchhiker's guide to mechanobiology', *Developmental Cell*, 2011, vol. 21(1): 35–47.
3. Langevin, H. M., Bouffard, N. A., Badger, G. J., Churchill, D. L., and Howe, A. K., 'Subcutaneous tissue fibroblast cytoskeletal remodeling induced by acupuncture: evidence for a mechanotransduction-based mechanism', *Journal of Cellular Physiology*, 2006, vol. 207(3): 767–74.
4. Di Virgilio, F., and Veurich, M., 'Purinergic signaling in the immune system', *Autonomic Neuroscience*, 2015, vol. 191: 117–23. 次も参照：Dou, L., Chen, Y. F., Cowan, P. J., and Chen, X. P., 'Extracellular ATP signaling and clinical relevance', *Clinical Immunology*, 2018, vol. 188: 67–73.
5. Liu, Y. Z., Wang, Y. X., and Jiang, C. L., 'Inflammation: the common pathway of stress-related diseases', *Frontiers in Human Neuroscience*, 2017, vol. 11: 316.
6. Falconer, C. L., Cooper, A. R., Walhin, J. P., Thompson, D., Page, A. S., Peters, T. J., Montgomery, A. A., Sharp, D. J., Dayan, C. M., and Andrews, R. C., 'Sedentary time and markers of inflammation in people with newly diagnosed type 2 diabetes', *Nutrition, Metabolism and Cardiovascular Diseases*, 2014, vol. 24(9): 956–62.
7. Franceschi, C., Garagnani, P., Parini, P., Giuliani, C., and Santoro, A., 'Inflammaging: a new immune-metabolic viewpoint for age-related diseases', *Nature Reviews Endocrinology*, 2018, vol. 14(10): 576–90.

8. Kiecolt-Glaser, J. K., Christian, L., Preston, H., Houts, C. R., Malarkey, W. B., Emery, C. F., and Glaser, R., 'Stress, inflammation, and yoga practice', *Psychosomatic Medicine*, 2010, vol. 72(2): 113–21.
9. Berrueta, L., Muskaj, I., Olenich, S., Butler, T., Badger, G. J., Colas, R. A., Spite, M., Serhan C. N., and Langevin, H. M., 'Stretching impacts inflammation resolution in connective tissue', *Journal of Cell Physiology*, 2016, vol. 231(7): 1621–7.
10. Serhan, C. N., and Levy, B. D., 'Resolvins in inflammation: emergence of the pro-resolving superfamily of mediators', *Journal of Clinical Investigation*, 2018, vol. 128(7): 2657–69.
11. Benias, P. C., Wells, R. G., Sackey-Aboagye, B., Klavan, H., Reidy, J., Buonocore, D., Miranda, M., Kornacki, S., Wayne, M., Carr-Locke, D. L., and Theise, N. D., 'Structure and distribution of an unrecognized interstitium in human tissues', *Scientific Reports*, 2018, vol. 8(1): 4947.
12. https://www.researchgate.net/blog/post/interstitium
13. Panchik, D., Masco, S., Zinnikas, P., Hillriegel, B., Lauder, T., Suttmann, E., Chinchilli, V., McBeth, M., and Hermann, W., 'Effect of exercise on breast cancer-related lymphedema: what the lymphatic surgeon needs to know', *Journal of Reconstructive Microsurgery*, 2019, vol. 35(1): 37–45.
14. 自分が関節過可動かどうかを知りたければ、こちらのテストをしてみるといい：https://www.ehlers-danlos.com/assessing-joint-hypermobility/
15. Eccles, J. A., Beacher, F. D., Gray, M. A., Jones, C. L., Minati, L., Harrison, N. A., and Critchley, H. D., 'Brain structure and joint hypermobility: relevance to the expression of psychiatric symptoms', *British Journal of Psychiatry*, 2012, vol. 200(6): 508–9.
16. Mallorquí-Bagué, N., Garfinkel, S. N., Engels, M., Eccles, J. A., Pailhez, G., Bulbena, A., Critchley, H. D., 'Neuroimaging and psychophysiological investigation of the link between anxiety, enhanced affective reactivity and interoception in people with joint hypermobility', *Frontiers in Psychology*, 2014, vol. 5: 1162.
17. https://www.medrxiv.org/content/10.1101/19006320v1
18. Mahler, K. *Interoception, the Eighth Sensory System* (Shawnee, KS: AAPC Publishing, 2016).

◉第7章　脳力を引き上げる呼吸法

1. Iyengar, B. K. S., *Astadala Yogamala*, vol. 2 (New Delhi: Allied Publishers, 2000), p.37.
2. 人間に育てられた類人猿で初歩的な呼吸コントロールが見られた例はいくつかある。たとえば、ゴリラのココはハーモニカとリコーダーの演奏を習得し、動物園で飼われていたオランウータンのボニーは、飼育員をまねて自然に口笛の吹きかたを覚えた。とはいえ、どちらも世界を征服しようという野心

は見せなかった。参照：Perlman, M., Patterson, F. G., and Cohn, R. H., 'The human-fostered gorilla Koko shows breath control in play with wind instruments', *Biolinguistics*, 2012, vol. 6(3–4): 433–44.
3. Li, P., Janczewski, W. A., Yackle, K., Kam, K., Pagliardini, S., Krasnow, M. A., and Eldman, J. L., 'The peptidergic control circuit for sighing', *Nature*, 2016, vol. 530(7590): 293–7.
4. Vlemincx, E., Van Diest, I., Lehrer, P. M., Aubert, A. E., and Van den Bergh, O., 'Respiratory variability preceding and following sighs: a resetter hypothesis', *Biological Psychology*, 2010, vol. 84(1): 82–7.
5. MacLarnon, A. M., and Hewitt, G. P., 'The evolution of human speech: the role of enhanced breathing control', *American Journal of Physical Anthropology*, 1999, vol. 109(3): 341–63.
6. Heck, D. H., McAfee, S. S., Liu, Y., Babajani-Feremi, A., Rezaie, R., Freeman, W. J., Wheless, J. W., Papanicolaou, A. C., Ruszinkó, M., Sokolov, Y., and Kozma, R., 'Breathing as a fundamental rhythm of brain function', *Frontiers in Neural Circuits*, 2017, vol. 10: 115. Tort, A. B. L., Brankačk, J., and Draguhn, A. Respiration-entrained brain rhythms are global but often overlooked. *Trends in Neurosciences*, 2018, vol. 41(4): 186–97.
7. Arshamian, A., Iravani, B., Majid, A., and Lundström, J. N., 'Respiration modulates olfactory memory consolidation in humans', *The Journal of Neuroscience*. 2018, vol. 38(48): 10286–94.
8. Zaccaro, A., Piarulli, A., Laurino, M., Garbella, E., Menicucci, D., Neri, B., and Gemignani, A., 'How breath-control can change your life: a systematic review on psycho-physiological correlates of slow breathing', *Frontiers in Human Neuroscience*, 2018, vol. 7(12): 353.
9. Bernardi, L., Sleight, P., Bandinelli, G., Cencetti, S., Fattorini, L., Wdowczyc-Szulc, J., and Lagi, A., 'Effect of rosary prayer and yoga mantras on autonomic cardiovascular rhythms: comparative study', *BMJ*, 2001, vol. 323(7327): 1446–9.
10. Bernardi, L., Spadacini, G., Bellwon, J., Hajric, R., Roskamm, H., and Frey, A. W., 'Effect of breathing rate on oxygen saturation and exercise performance in chronic heart failure', *Lancet*, 1998, vol. 351(9112): 1308–11.
11. Chung, S. C., Kwon, J. H., Lee, H. W., Tack, G. R., Lee, B., Yi, J. H., and Lee, S. Y., 'Effects of high concentration oxygen administration on n-back task performance and physiological signals', *Physiological Measurement*, 2007, vol. 28(4): 389–96.
12. Noble, D. J., and Hochman, S., 'Hypothesis: pulmonary afferent activity patterns during slow, deep breathing contribute to the neural induction of physiological relaxation', *Frontiers in Physiology*, 2019, vol. 13(10): 1176.

13. Yasuma, F., and Hayano, J., ‘Respiratory sinus arrhythmia: why does the heartbeat synchronize with respiratory rhythm?’, *Chest*, 2004, vol. 125(2): 683–90.
14. Payne, P., and Crane-Godreau, M. A., ‘Meditative movement for depression and anxiety’, *Frontiers in Psychiatry*, 2013, vol. 4, article 71.

◉第８章　賢く休む

1. バンクシーの言葉とされることが多いが、それは誤り。
2. Khan, Z., and Bollu, P. C., ‘Fatal familial insomnia’, *StatPearls* (Treasure Island, FL: StatPearls Publishing, 2020).
3. Fultz, N. E., Bonmassar, G., Setsompop, K., Stickgold, R. A., Rosen, B. R., Polimeni, J. R., and Lewis, L. D., ‘Coupled electrophysiological, hemodynamic, and cerebrospinal fluid oscillations in human sleep’, *Science*, 2019, vol. 366(6465): 628–31.
4. Besedovsky, L., Lange, T., and Born, J., ‘Sleep and immune function’, *Pflugers Arch.*, 2012, vol. 463(1): 121–37.
5. Recommended amount of sleep for a healthy adult: a joint consensus statement of the American Academy of Sleep Medicine and Sleep Research Society, *Sleep*, 2015, vol. 38(6): 843–4.
6. Hammond, C., and Lewis, G., ‘The rest test: preliminary findings from a large-scale international survey on rest’, *The Restless Compendium: Interdisciplinary Investigations of Rest and Its Opposites*, ed. Callard, F., Staines, K., and Wilkes, J. (London: Palgrave Macmillan, 2016).
7. Hammond, C., *The Art of Rest: How to Find Respite in the Modern Age* (Edinburgh: Canongate, 2019). クラウディア・ハモンド『休息の科学――息苦しい世界で健やかに生きるための 10 の講義』（山本真麻訳、TAC 出版）

◉まとめ　動き、考え、感じる

1. Pontzer, H., Raichlen, D. A., Wood, B. M., Mabulla, A. Z. P., Racette, B., and Marlowe, F. W., ‘Hunter–gatherer energetics and human obesity’, *PLoS One,* 2012, vol. 7(7): e40503.
2. Reid, G., ‘Disentangling what we know about microbes and mental health’, *Frontiers in Endocrinology*, 2019, vol. 10: 81.
3. Williams, C., ‘How to trick your mind to break bad habits and reach your goals’, *New Scientist*, 24 July 2019.
4. Diaz, K. M., Howard, V. J., Hutto, B., Colabianchi, N., Vena, J. E., Safford, M. M., Blair, S. N., and Hooker, S. P., ‘Patterns of sedentary behavior and mortality in U.S. middle-aged and older adults: a national cohort study’, *Annals of Internal Medicine*, 2017, vol. 167(7): 465–75.

●おわりに　変化を起こす
1. Flook, L., Goldberg, S. B., Pinger, L., and Davidson, R. J., 'Promoting prosocial behavior and self-regulatory skills in preschool children through a mindfulness-based kindness curriculum', *Developmental Psychology*, 2015, vol. 51(1): 44–51.
2. https://www.education-ni.gov.uk/articles/statutorycurriculum#toc-2
3. Booth, J. N., Chesham, R. A., Brooks, N. E., Gorely, T., and Moran, C. N., 'A citizen science study of short physical activity breaks at school: improvements in cognition and well-being with self-paced activity', *BMC Medicine*, 2020, vol. 18(1): 62.
4. https://www.cdc.gov/healthyschools/physicalactivity/pdf/Recess_Data_Brief_CDC_Logo_FINAL_191106.pdf
5. https://www.cdc.gov/healthyschools/physicalactivity/pdf/Recess_All_Students.pdf
6. https://www.ucl.ac.uk/ioe/news/2019/may/break-time-cuts-could-be-harming-childrens-development